10分钟中医保健家庭疗法系列丛书

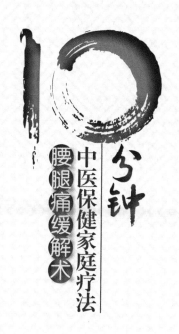

10分钟中医保健家庭疗法 腰腿痛缓解术

主　编　郭长青　王　彤

编　委　王春久　舒　琦　陈烯琳

　　　　杨　雪　谢汶姗　付昕怡

　　　　郭　妍

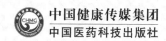

中国健康传媒集团
中国医药科技出版社

# 内容提要

本书是《10分钟中医保健家庭疗法系列丛书》之一。全书共分为四章，分别介绍了腰痛概述、常见腰痛缓解术、常见腰腿痛缓解术、其他类型腰痛缓解术等内容，附录部分则介绍了腰腿痛诸病常用穴位、腰腿痛患者的自我推拿和功能锻炼、腰腿痛的预防、足部按摩反射区图等内容。各部分内容均力求简便易懂，高效实用，并配以精美的插图，以求形象直观，便于读者理解运用，希望能给大众日常保健治疗提供指导，帮助腰腿痛人群缓解病痛。

## 图书在版编目（CIP）数据

10分钟中医保健家庭疗法腰腿痛缓解术 / 郭长青，王彤主编 . — 北京：中国医药科技出版社，2020.4

（10分钟中医保健家庭疗法系列丛书）

ISBN 978-7-5214-1606-0

Ⅰ . ① 1… Ⅱ . ①郭… ②王… Ⅲ . ①腰腿痛—针灸疗法 ②腰腿痛—推拿 Ⅳ . ① R246.2 ② R244.15

中国版本图书馆 CIP 数据核字（2020）第 026525 号

**美术编辑** 陈君杞
**版式设计** 锋尚设计

出版 中国健康传媒集团｜中国医药科技出版社
地址 北京市海淀区文慧园北路甲 22 号
邮编 100082
电话 发行：010-62227427 邮购：010-62236938
网址 www.cmstp.com
规格 710×1000mm ¹/₁₆
印张 14³/₄
字数 191 千字
版次 2020 年 4 月第 1 版
印次 2020 年 4 月第 1 次印刷
印刷 三河市万龙印装有限公司
经销 全国各地新华书店
书号 ISBN 978-7-5214-1606-0
定价 49.00 元

获取新书信息、投稿、为图书纠错，请扫码联系我们。

# 总 前 言

　　随着社会的日益进步和人们工作生活节奏的加快，人们的生活状态和疾病谱发生了很大变化。社会生产力的提高使人们的物质生活得到了极大满足，同时紧张的生活节奏和工作习惯也使人们产生一系列健康问题，比如慢性疲劳、头痛、腰痛、胃痛等。为了帮助现代人使用最少的时间科学合理地解决这些问题，我们特别组织有关专家编写了这套《10分钟中医保健家庭疗法系列丛书》。

　　本套丛书共6本，包括《10分钟中医保健家庭疗法美容术》《10分钟中医保健家庭疗法健脑术》《10分钟中医保健家庭疗法疲劳消除术》《10分钟中医保健家庭疗法头痛缓解术》《10分钟中医保健家庭疗法腰腿痛缓解术》《10分钟中医保健家庭疗法胃痛缓解术》。为了增强此套书的可读性、实用性，我们尽可能做到文字通俗易懂，方法简便实用，内容充实全面，希望对广大读者有所裨益。

郭长青

2019 年 10 月

# 编写说明

　　随着社会的进步、人们工作生活方式的改变以及长期的伏案工作，腰腿疼痛已经成为现代社会的常见病症之一。

　　现代社会生活工作节奏加快，人们终日为工作生活忙碌，往往不能及时就医，致使一些小病日积月累，缠绵难愈。针对这种情况，我们特组织有关专家整理收集一些简单实用、操作简便且疗效较好的腰腿疼痛治疗方法奉献给大家，希望能给大家的日常保健治疗提供指导和帮助。

　　本书是《10分钟中医保健家庭疗法系列丛书》的其中一本，全书共分为四章，分别介绍了腰痛概述、常见腰痛缓解术、常见腰腿痛缓解术、其他类型腰痛缓解术等内容，附录部分则介绍了腰腿痛常用穴位、腰腿痛患者的自我按摩和功能锻炼、腰腿痛的预防和足部按摩反射区图等内容。各部分内容均力求简便易懂，高效实用，并配以精美的插图，以求形象直观，便于读者理解运用。

郭长青

2019 年 10 月

# 目　录

Contents

Chapter

{ 1 }

第一章

# 腰痛概述

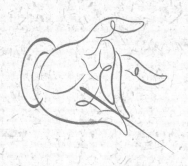

腰痛是一种常见的临床综合征。据统计，国内因腰痛就诊的患者约占推拿门诊的1/2。无论是工人、农民，还是教师、机关干部，或是家庭主妇，都很容易患发此病，其中从事体力劳动的人员占比较多。因此，做好腰痛的防治工作十分重要。

由于种种原因，许多患者在腰痛早期并未注意，以致病情迁延，难以治愈。所以，提高广大群众对腰痛的认识，做到早期发病及时治疗，是非常重要的。

我们通过不断实践和临床探索，结合解剖、病理、生理等方面的大量研究，对腰痛的认识有了提高。在治疗方面，按照中西医结合的治疗方针，根据病情的具体情况，采用具体的治疗措施，不断提高腰痛患者的治疗效果。近年来，随着科学技术的突飞猛进，现代化科研成果的不断应用，腰痛的治疗方法也更加多样。

谈到腰痛，很多人会联想到"患者腰痛，医生头痛"的俗语。为什么一些医生一见到腰痛患者就头痛呢？这与腰痛的复杂性有很大关系。腰痛的病因复杂，不但脊柱本身的疾病可以引起腰部疼痛，周围的韧带、肌肉、筋膜、神经及邻近的脏器疾患，都能引起不同程度的腰痛。这些常使医生感到棘手，难以判断清楚病因，治疗起来难以"对症下药"，治疗效果欠佳。

临床腰痛患者常常伴有腿痛或背痛，但要明确一点，无论腰腿痛还是腰背痛，只是一种临床常见的综合征，不是一种疾病。在导致腰痛的疾病当中，腰椎间盘突出症极为常见而又典型，给人印象较深，但是不能把腰痛作为腰椎间盘突出的代称。要提高腰痛的治疗效果，首先必须要有正确的诊断，对相关的病因病机等因素有较深入的认识。

# 一、腰痛的病因及分类

## （一）腰痛的病因

要准确地对腰痛做出诊断，除了要熟悉与腰痛相关的解剖和生理知识外，对能够引起腰痛的各种因素进行详细的了解也相当关键。我们要充分认识到腰痛病因的复杂性，按照组织、器官、系统逐一认识与分析，找出病因，做出正确的诊断，指导临床有的放矢地进行治疗。一般来说，腰痛的致病因素可归纳为以下几个方面：

**1** 腰部损伤

腰部的急慢性损伤，如腰部的肌肉、筋膜、韧带、神经、关节、椎间盘损伤及骨折等，均可引起腰痛。

**2** 感染

感染主要包括结核性感染，如脊柱结核、髋关节结核；以及腰部的软组织深部感染。

**3** 非化脓性炎症

腰肌纤维组织炎、肌筋膜炎、类风湿关节炎、强直性脊柱炎、骨软骨炎。

**4** 先天性结构缺陷性疾病

如脊椎裂、半椎体、腰椎骶化与骶椎腰化等。

**5** 肿瘤

常见的有脊柱肿瘤（如马尾肿瘤）及硬脊膜外肿瘤。丘脑肿瘤可有腰痛及灼性神经痛，腹主动脉瘤可有钻孔样的腰痛等。

**6** 退行性病变

如老年骨质疏松症、脊椎骨性关节炎、椎管狭窄等。

**⑦ 内脏疾患**

腰与腹腔和盆腔关系密切。肾、输尿管、子宫、卵巢、前列腺、胰腺、十二指肠等病变，都可同时有腰痛症状。这些脏器疾患可以通过直接压迫、炎症波及或慢性充血刺激腹腔、盆腔后壁的组织引起腰痛；也可是脏器本身受刺激，通过同一节段脊神经引起反应性腰痛。这一类病因中尤以妇科疾患引起的腰痛最为常见。

**⑧ 下肢疾患**

主要是下肢畸形和功能障碍，如扁平足、双下肢不等长、膝及髋关节内翻或外翻、关节僵硬、髋关节脱位，以及各种原因所致的跛行。下肢负重不均，活动不协调，则容易引发腰部肌肉、筋膜、骨关节等的损伤，而引起腰痛。

**⑨ 其他因素**

神经系统疾患，如脊髓或外周神经的疾患、血管疾病、内分泌疾病、精神因素、代谢障碍性疾病等均可致病。

## （二）腰痛的分类

历年来，由于对腰痛的研究还不深入，腰痛的概念十分含糊。"腰"一词只是一个笼统的概念，实际上它很大程度上表示十二肋以下、双侧髂嵴以上和两侧腋后线中间这一部分，包括骶部和骨盆在内。

关于腰痛的分类，目前国内文献记载十分混乱，学者们从个同角度出发，对腰痛有不同的分类方法。各分类法能否统一，有待进一步研究。下面就列举国内常见的几种分类方法如下：

① 邬华彬大夫分类法

邬华彬大夫根据腰痛的病因将腰痛分类为

① 官能性腰痛。

② 软组织疾患所致的腰痛。

③ 脊柱骨、关节疾患所致的腰痛。

④ 椎管内疾患所致的腰痛。

⑤ 腰以外疾患所致的牵涉性腰痛。

② 冯天有大夫分类法

冯天有大夫按病变的部位和原因将腰痛分类为

① 内科腰痛：包括胃肠系、泌尿系、妇科、神经系统及全身感染性疾病引起的腰痛。

② 外科腰痛：骨骼及软组织的急、慢性损伤而引起的腰痛。

③ 其他分类

国内外还有其他学者从不同的角度出发，对腰痛作了相对应的分类，如将腰痛的原因分为腰骶部疾患所致的腰痛、非腰骶部疾患所致的腰痛、精神性或心理性腰痛等。

## 二、腰痛的诊断方法

对腰痛做出正确的诊断，是取得临床治疗效果的关键。然而如上所述，腰痛的病因、病情十分复杂，一种疾病可能同时有几个致病因素存在，几种疾病会出现同样的临床症状，同一种疾病在不同的发展阶段还会出现不同的临床表现等。这就需要我们认真地进行了解、分析，详细地进行各种必要的检查，抓住主要的方面，选定行之有效的治疗方法。对腰痛的诊断，可采取以下方法：

## （一）仔细观察

首先要观察患者的行走姿态，如有无特殊的姿势或步态、敢不敢坐、坐时有无特殊表现、改变姿势时的姿态及活动受限程度、有无强迫体位等；其次观察患者有无畸形或肢体伤残特征，整体状况如何等。从而产生对患者的第一印象，以便与下面更进一步的检查相对照。

## （二）详细询问

在腰痛的诊断方面，详细询问病史是非常重要的。例如，腰痛患者最突出的症状就是一个"痛"字，询问病史就要围绕这个"痛"字下功夫，这就需要问明以下情况：

**1** 腰痛的时间

腰痛的时间要追溯到第一次发病。询问腰痛发生前有无损伤、受寒、受潮或感冒。有些患者自述无外伤史，腰痛是在下列情况下发生的：早晨起床、弯腰系鞋带、打喷嚏、搬重物……这些情况都可能因动作太快或不协调造成肌肉或筋膜的损伤。

**2** 腰痛的部位

确切问清腰痛的部位，作为判断病变位置的参考。一般腰痛位于正中的，可能是由脊柱本身病变引起；位于两侧者，多为软组织或脏器疾患引起；位于骶后者，多为盆腔脏器疾患引起。自觉疼痛的部位并不一定是病变所在位置，可能是一种反射痛，例如臀部病变时有腰痛而臀部不痛。病变位置表浅者，自觉腰痛的部位准确；病变位置深者，自觉腰痛的部位不明确。

**3** 腰痛的性质

问清楚腰痛是锐痛、隐痛、酸胀痛、钝痛、绞痛还是放射痛。锐痛者，病变位置表浅；钝痛、胀痛、隐痛及酸胀痛者，病变位置深；绞痛者，可能是泌尿系结石；放射痛者，病变位置深，也可能是神经根病变。

④ 腰痛的规律

问清楚腰痛的出现、加重、减轻和消失有无规律性，受哪些因素的影响。例如体位改变、休息和活动对腰痛常有影响，有的患者挺腰时痛，喜微微弯腰，这常表示腰伸肌乏力；有的在咳嗽、喷嚏和解大便用力时腰痛加重，这常表示肌肉或椎管内病变，因为用力时肌肉收缩，病变处组织受到牵拉而引起疼痛。

⑤ 其他症状

问清楚有无发热、食欲不振等症状。有感觉障碍和膀胱括约肌障碍，应考虑是椎管内疾患；有尿频、尿急、尿痛及血尿或脓尿时，应考虑泌尿系统疾患；有腹胀、腹痛、便秘或脓血者，应考虑胃肠道疾患；有月经失调、痛经、白带多者，应考虑妇科疾患。

### （三）认真检查

在以上仔细观察和详细询问病史的基础上，认真进行体格检查，诊断就更加明确了。一般说来，腰痛患者的体格检查大致包括望诊、触诊、活动度及神经系统检查。

① 望诊

腰痛的望诊首先应观察患者有无跛行或特殊姿势，走、站、坐时身体有无倾斜；脊柱的生理弯曲是否正常，有无侧弯、腰椎前凸过大或驼背畸形。同时应观察患者腰背部肌肉发育的情况，有无肌萎缩或肌肉痉挛，了解其肌肉收缩力和肌张力的强弱。

② 触诊

腰痛患者触诊检查十分重要，通过触诊检查，不但可以发现痛点，而且可以发现压痛的部位、范围、深浅程度、放射与否，还可以通过触诊发现棘突有无变形、偏歪，软组织有无僵硬、紧张、肿结、条索状物等。现介绍几种常用的检查方法：

① 拇指触诊检查：以拇指指腹检查患者的棘突、棘间、棘旁、臀部等部位。该检查主要用来确定棘突有无压痛，压痛的部位、范围及程度；棘间是否有压痛；棘上韧带是否有改变等。

② 双拇指触诊检查：用于检查患者脊柱。患者取坐位或俯卧位，检查者双手拇指分别放于患者棘突两侧，自上而下对比检查。检查内容包括棘突是否有偏歪畸形，有无肿厚，有无压痛：注意压痛的位置、范围、程度，压痛是否放射及放射的位置等。（图1-1）

③ 三指触诊检查：检查者用食、中、无名指进行检查。中指放于棘突顶部，食指及无名指分别放于棘突两侧，自上而下依次滑动检查。检查的主要内容包括棘突有无偏歪；脊柱生理曲线是否存在，是否有反张、成角、后凸、内陷畸形；棘上韧带是否剥离、钝厚、有触痛等。（图1-2）

③ 活动度检查

正常情况下脊柱具有前屈、后伸、左右侧屈及旋转功能。人体直立时正常可前屈90°，后伸30°，侧屈20°，旋转30°。

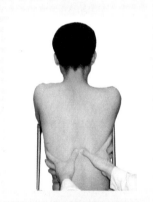

图 1-1 双手拇指触诊检查

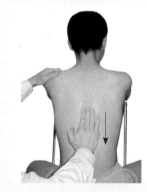

图 1-2 三指触诊检查

（图1-3～图1-7）但脊柱活动度因人而异，应结合其他检查方法做出正确的诊断。（图1-8～图1-12）调定脊柱活动度时应注意脊柱活动是否引起疼痛或放射痛，并注意疼痛及放射痛的位置。

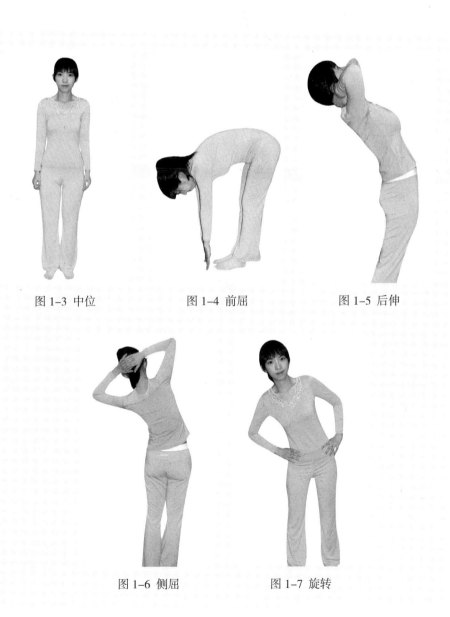

图1-3 中位　　　　　　图1-4 前屈　　　　　　图1-5 后伸

图1-6 侧屈　　　　　图1-7 旋转

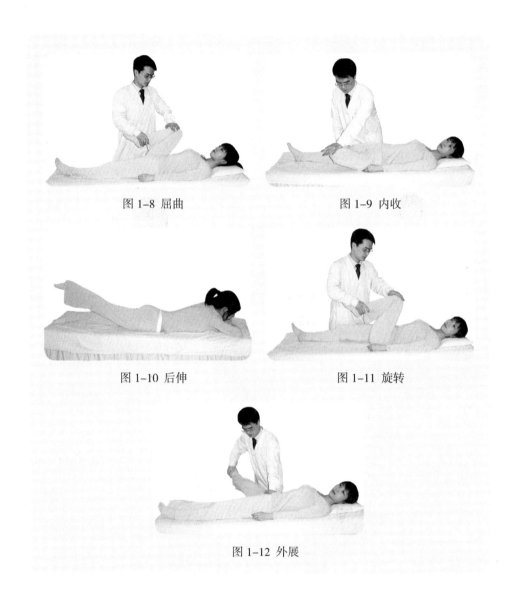

图 1-8 屈曲　　　　　　　　　　图 1-9 内收

图 1-10 后伸　　　　　　　　　图 1-11 旋转

图 1-12 外展

④ 特殊功能及神经系统检查

　　对腰痛患者进行特殊功能及神经系统检查，可以进一步确定病变的部位、性质、程度。有些特殊检查及神经系统检查为某些疾患所特有，因此不可忽视。常见的特殊功能及神经功能检查如下：

① 屈颈试验：患者仰卧，四肢自然放平，主动或被动缓慢抬头屈颈。出现腰腿痛为阳性，说明腰骶神经根有病变。（图1-13）

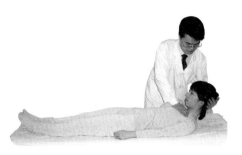

图 1-13 屈颈试验

② 仰卧挺腹试验：患者仰卧，两手置于躯干两侧，以枕部及两足跟为着力点，将腹部及骨盆用力向上挺起。立即感觉腰痛及患肢放射痛为阳性。如不疼痛，但用力咳嗽引起腰腿痛亦为阳性。

③ 直腿抬高试验：患者仰卧，两腿伸直，检查者一手扶患者膝部使其一腿伸直，另一手握患者踝部徐徐上举。下肢出现放射性疼痛为阳性。（图1-14、图1-15）

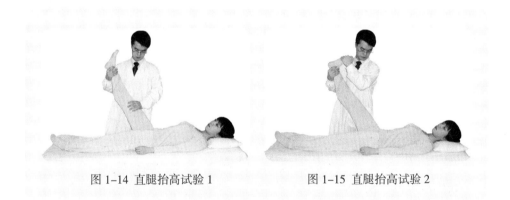

图 1-14 直腿抬高试验 1　　　　　图 1-15 直腿抬高试验 2

④ 跨趾背伸试验：患者双侧跨趾同时上翘，检查者用双手拇指同时下压患者的两侧跨趾进行检查。正常情况下，患者双侧跨趾力量对称，若一侧无力或与对侧相比力量明显减弱即为阳性。一般提示腰4神经受损。此试验对腰4、腰5椎间盘突出症具有诊断意义。（图1-16）

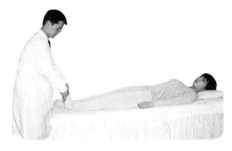

图 1-16 跨趾背伸试验

⑤ "4"字试验：患者平卧位，伸直健侧下肢。检查者将患者患侧膝关节屈曲，足踝部放在健侧膝部的上端，一手压住患侧膝部，另一手下压对侧的髂骨嵴。如果出现对侧髂骶部疼痛，则为"4"字试验阳性，多反映骶髂关节病变。（图1-17）

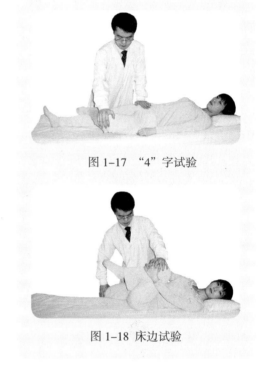

图 1-17 "4"字试验

⑥ 双腿屈曲试验：患者仰卧位，双髋双膝关节尽量屈曲，紧贴腹壁，此时压力主要集中在腰骶关节，如该处疼痛，说明骶髂关节可能存在病变。

图 1-18 床边试验

⑦ 床边试验：患者仰卧位，靠近一侧床边，患侧下肢悬吊于床沿外，抱住健侧膝尽量屈曲。检查者一手按住患者健侧膝部，另一手按着患者悬吊于床沿的大腿。出现同侧骶髂部疼痛为阳性，提示骶髂关节存在病变。（图1-18）

⑧ 椎间孔挤压试验：患者取坐位，检查者一手掌放在患者头顶，另一手握拳隔掌叩击患者头部，如引起患侧腰腿痛则可能为腰神经根受损，提示腰椎间盘突出。

近几年来，医疗条件不断改善，对于一些症状较重或诊断有困难的患者，可借助于一些特殊的检查，如X线、造影检查、腰椎穿刺、CT检查、核磁共振等确诊。

# Chapter
{ 2 }

第二章

## 常见腰痛
## 缓解术

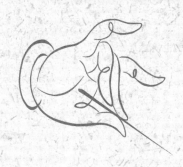

# 一、急性腰扭伤腰痛的 10 分钟缓解术

急性腰扭伤，如"闪腰""岔气"，是指在外力作用下，腰部肌肉和腰背筋膜损伤，腰椎后关节紊乱，而出现以腰痛为主症的一类疾病。本病多见于青壮年体力劳动者、运动员或偶尔参加劳动及运动的人。扭伤后患者多有严重的腰背疼痛，腰肌紧张，活动受限，甚至日常生活不能自理。在急性期要采取有效的治疗，不然会因治疗不当而转成慢性，出现顽固性腰背疼痛。

## （一）临床表现

一般扭伤后立即出现一侧或两侧腰部疼痛，程度轻重不等。有的扭伤当时腰部疼痛较轻，还能活动，数小时或1～2日后疼痛逐渐加重。扭伤较重者，当即腰部疼痛剧烈，咳嗽、喷嚏均使疼痛加重。少数患者，腰痛可牵涉到臀部及大腿后部。扭伤后活动不便，站、行、坐、翻身均感困难。

疼痛有明显的局限性，患者多能明确指出受伤和腰部疼痛的具体位置。

绝大多数病例痛处深，表面无肿胀，但有肌肉痉挛。主要发生在骶棘肌，多为单侧。

伤后患者多数出现腰部活动，如腰部的屈伸、侧屈、旋转受限，尤以前屈受限明显，轻者需双手扶腰缓行，重者不能起床。

## （二）治疗方法

### 1 手法治疗

**方法 1 推抚法**

患者取俯卧位，操作者双拇指与其余四指分开，沿棘突两侧自上而下推抚，反复施术约8分钟，使患者腰背部产生温热感，再以揉法在痛点周围揉动2分钟，使局部肌肉放松，疼痛缓解。（图2-1）

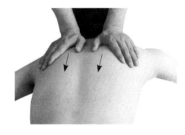

图 2-1 推抚法

方法 **2** 揉法

在腰背部疼痛的肌肉上施以揉法，持续8分钟，然后再以痛点为中心，以掌揉法局部施术2分钟。（图2-2～图2-4）

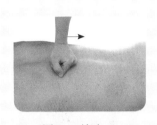
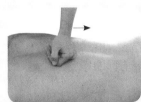
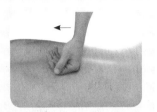

| 图 2-2 揉法 1 | 图 2-3 揉法 2 | 图 2-4 揉法 3 |

方法 **3** 按压法

采用拇指按压法或肘部压法，按压膀胱经24遍，疼痛点应重按。局部肌肉痉挛明显者，痛点采用肘部弹拨法效果较好，按压法可持续7～8分钟，配以拍打法局部拍打2～3分钟。（图2-5～图2-8）

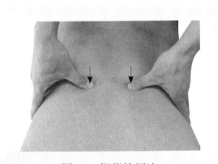

图 2-5 拇指按压法

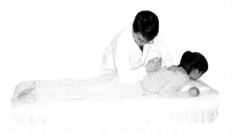

图 2-6 肘部压法

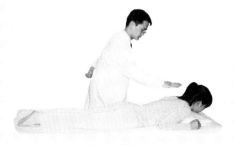

图 2-7 拍打法 1

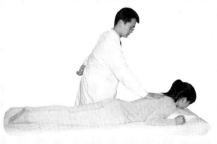

图 2-8 拍打法 2

**方法 4 直立摇晃法**

　　适用于腰部前屈后伸活动受限者。患者两足分开与肩同宽，直腿站立，腰微前屈，双手伸直扶床。医者一手扶患者腹部，另一手按压其腰部疼痛处，将腰部环转摇晃，扶腹之手向后推使腰前屈，按腰之手随即向前用力推按使腰过伸，如此反复3～5分钟，再揉捻痛处5分钟。（图2-9～图2-11）

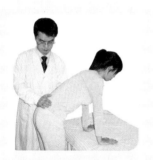 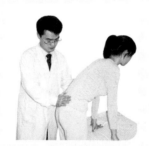 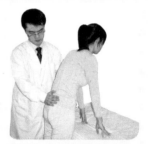

图2-9 直立摇晃法1　　　　图2-10 直立摇晃法2　　　　图2-11 直立摇晃法3

**方法 5 扭腰法**

　　先以揉法在患处揉动5分钟，然后再采取扭腰法，先做健侧，后做患侧。患者采用侧卧位，上方大腿自然屈曲，下方大腿自然伸直。医者一手扶住患者肩部，另一手扶住患者臀部，左推右拉来回扭动，手法要轻松柔软，协调连贯，两侧各反复操作5～10次。（图2-12）此法可用于纠正腰椎后小关节紊乱，促进损伤组织的早期恢复。

图2-12 扭腰法

**方法 6 分筋法**

　　在腰4及腰5棘突两侧往往可以查到有显著压痛的条索状物，可在此部位运用分筋法治疗。以拇指指腹前部触及患处进行按压。（图2-13）手法宜缓慢深

沉，使力量达到深部。每处可分筋20～40次，然后
配合推抚法2～3分钟。

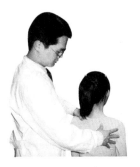

图2-13　分筋法

**方法 7　摇晃提端法**

　　在疼痛部位先做㨰法、揉法各3分钟，然后施
用本法。患者坐凳上，助手用双手按住患者大腿，
医者双臂抱住患者躯干，在拔伸的同时环转摇晃腰
部，向上方提端，并向斜后方倾斜，使腰部向健侧扭转。医者一手按住患者背
部，使患者尽量迅速弯腰；另一手手掌由上而下沿脊柱两旁推散。医者抱住患
者躯干，使其腰部伸直，同时用力向上提端，另一手按在患者腰部痛处，用力
推按。（图2-14～图2-17）

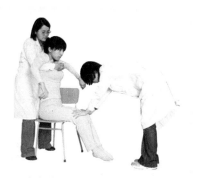

图2-14　摇晃提端法1

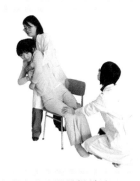

图2-15　摇晃提端法2

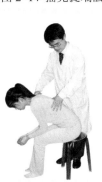

图2-16　摇晃提端法3

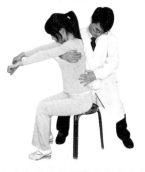

图2-17　摇晃提端法4

**方法 8** 穴位点按法

点按患者患侧的环跳、承扶、殷门、委中、承山、昆仑等穴各5分钟，待疼痛有所缓解后，再在腰痛部位施以按压法、揉法等5分钟。（图2-18～图2-21）

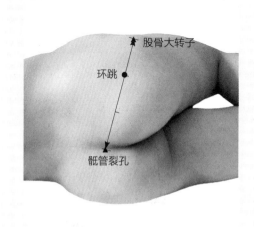

图 2-18 环跳

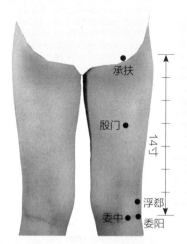

图 2-19 承扶、殷门

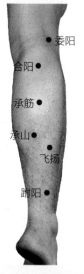

图 2-20 委中、承山

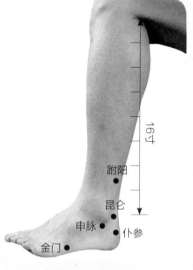

图 2-21 昆仑

**方法 ⑨ 许氏点穴疗法**

**处方**

主穴：腰点、肾筋、连排点、十八转（第7颈椎至第5腰椎旁开1.5寸）、十八经（第7颈椎至第5腰椎棘突旁，在痛点水平上2个椎体间隙旁取穴）、肋尖、脊点。配穴为反点、棘点、环点、灵1、灵3。

**操作**

先点后心穴止痛5分钟。再反复点按主穴3分钟。（图2-22）
若遗留腰骶部酸痛加反点、灵1、灵3、棘点，点按2分钟。

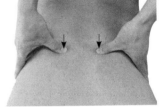

图 2-22 许氏点穴疗法

## ② 针灸治疗

**方法 ① 体针 1**

**处方**

主穴：后溪。（图2-23）

**操作**

嘱患者站立，用28号1.5寸毫针刺入后溪穴。再行强刺激，一边捻转，一边嘱患者作前俯后仰及左右转侧活动，至出汗为止，留针10分钟。
或选4～5寸长毫针，从后溪穴进入，针尖向合谷方向透刺，以不透过皮肤为度，留针10分钟，其间行针1～2次。同时嘱患者反复旋转活动腰部。
一般单侧腰痛取患侧，腰脊柱中间痛或两侧痛取双侧。

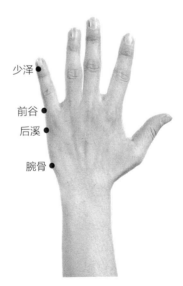

图 2-23 后溪

**方法 2** 体针 2

处方 人中（水沟）。（图2-24）

操作 患者正坐仰首，穴位常规消毒，取28号0.5～1.0寸毫针，向上斜刺0.3～0.5寸。根据患者体质施行中等或强刺激，也可行雀啄式强刺激1分钟，留针10分钟。留针期间令患者配合活动腰部或做起立下蹲、行走小跑等，行针2次。

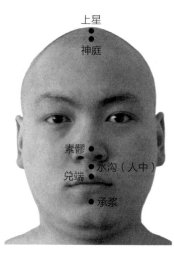

图 2-24 水沟

**方法 3** 体针 3

处方 外关透三阳络。（图2-25）

操作 取坐位，患者手掌心朝下放于桌上，医者左手拇指、食指将患者外关穴皮肤捏起，右手持3寸毫针沿皮刺入外关透三阳络穴，进针2寸左右，留针5～10分钟。留针期间行强刺激手法2～3次，并令患者活动腰部。

除以上所介绍的穴位外，还可选用双侧天柱、攒竹、腰三针（承筋、腰阳关、腰眼）、腰夹脊、肾俞、大肠俞等穴位。穴位可单独使用，也可几个穴配合使用。另外，还可在针上加灸、针上拔罐等，均能取得良好效果。

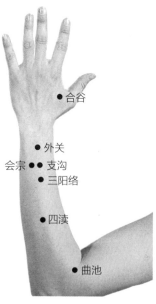

图 2-25 外关、三阳络

**方法④ 刺络走罐法**

**处方** 局部压痛点、委中。

**操作** 用七星针散刺患者患侧腰肌，然后涂上按摩乳用闪火法拔罐，走罐3次，拔出瘀血少量。再于委中穴用三棱针点刺3～5下，挤出血8～10滴。隔日1次，每次10分钟。（图2-26～图2-29）

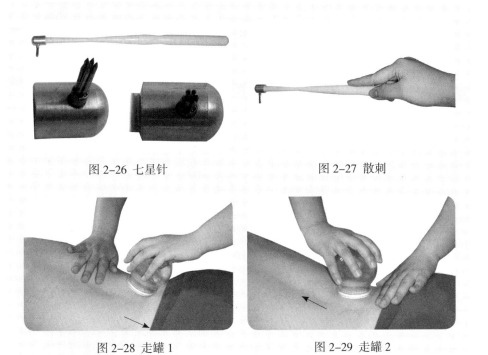

图 2-26 七星针　　　　　　　　　图 2-27 散刺

图 2-28 走罐 1　　　　　　　　　图 2-29 走罐 2

**方法⑤ 药饼灸法**

**处方** 生川乌、生草乌各20克，丁香、肉桂各10克，樟脑40克，共研细末，以米醋调匀，制成直径约1厘米、厚约0.5厘米的药饼。

**操作** 将药饼敷于腰痛最明显处，上盖纱布并以胶布固定，然后用固定熏灸器，将艾条对准药饼熏灸，时间以10分钟较好，每日1次。（图2-30）

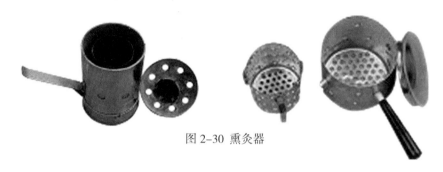

图 2-30 熏灸器

**方法 6 红外线温针疗法**

**处方** 大肠俞、肾俞、腰眼。

**操作** 以上穴位取双侧，进针后施捻转泻法，留针，用600瓦红外线灯（距离以患者能耐受为度）照射10分钟，每日1次。

**方法 7 耳穴压豆法**

**处方** 神门、肾、腰骶椎、腰痛点、肾上腺、耳尖。（图2-31）

**操作** 耳穴压豆前先查看局部皮肤是否变色、起泡、脱屑或有无突起粟粒等。以探测器、火柴头探穴，找准穴位后常规消毒。取5×5毫米胶布，中央贴放1粒王不留行籽，然后贴于消毒好的穴位上，用手指紧紧捏压数次。嘱患者每日取2～3穴按压3～4次，每次压10分钟，按压时以局部有酸胀感为

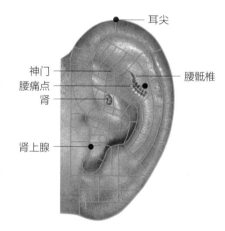

图 2-31 耳穴

度，隔日换贴1次。

**方法 8** 手部按摩法

处方
腰痛点（位于手背第2、3掌骨及第4、5掌骨之间，腕背侧横纹远端与掌指关节中点处，一手两穴）。（图2-32）

操作
在腰痛点上轮流进行点按，两手4穴共6分钟，再用手指揉动4穴各1分钟，按摩过程中令患者来回走动和弯腰。

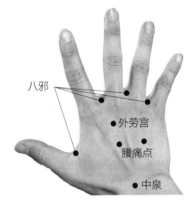

图 2-32 腰痛点

**方法 9** 指针疗法

处方
睛明（图2-33）、至阴、后溪、昆仑、委中、肾俞、人中。

操作
用拇指指腹及中指指腹按压穴位至有酸胀感为度，约5分钟；再顺时针按揉200次，同时令患者活动腰部。按压结束后拍打患者腰背部。每日1次。

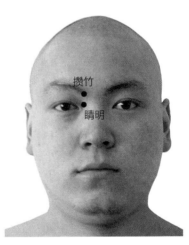

图 2-33 睛明

**方法 10** 胸穴指压疗法

处方
腰腹1～4、腰肢穴。腰腹1位于第9肋下缘与腋后线交点处，腰腹2位于第10肋骨下缘与腋后线的交点处，腰腹3位于第11肋骨下缘与腋后线的交点处（图2-34、图2-35）。腰腹4位于第11肋骨下缘与肩胛内线的交点处，腰肢穴位于第12肋端向脊柱引一水平线，此线与骶棘肌外缘的交点。

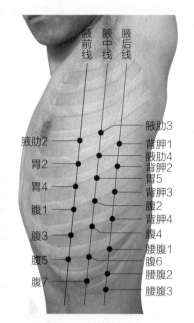

图2-34 胸部指压穴位1

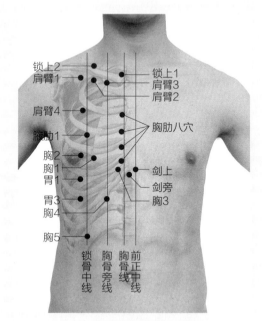

图2-35 胸部指压穴位2

 **操作** 对于体质较好者，可采用滑动指压法。用较强的压力抵紧胸穴，顺肋骨下缘或骨的表面来回滑动手指，使患者有较强的触痛感。轻症、小儿、体弱者可采取持续指压法，以中等强度的压力持续按压胸穴，不滑动手指。一般操作5分钟患者疼痛可减轻，10分钟后疼痛可缓解大部。

**方法11 足针**

**处方** 肾穴（涌泉穴旁开1寸）、足新穴第15号穴（踝关节横纹中点下0.5寸两旁的凹陷中）。

**操作** 用1寸长毫针进行针刺，刺入0.5～1寸左右，行强刺激手法，得气后留针10分钟。

方法 **12** 足底按摩法

**处方** 腰椎、胸椎、髋关节、肾等反射区。（图2-36～图2-38）

**操作** 采用单食指扣拳法，着力点为食指第1指节背面，也可用扣指法，着力点为拇指指尖处。按摩以上部位，一般10分钟后患者疼痛减轻。（图2-39、图2-40）

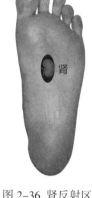

图 2-36 肾反射区

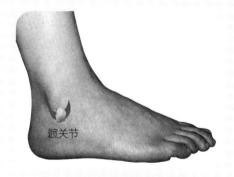

图 2-37 髋关节反射区

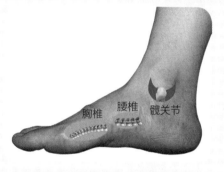

图 2-38 腰椎、胸椎反射区

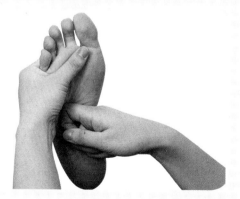

图 2-39 单食指扣拳法

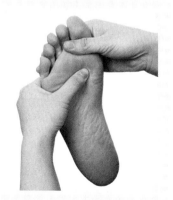

图 2-40 扣指法

**方法 13** 刮痧疗法

**处方** 首选刮拭穴位：大椎、大杼、膏肓、神堂。

配合刮拭穴位：阿是穴、腰夹脊穴、委中、人中、肾俞、命门、腰阳关、昆仑。

**操作** 用市售刮痧板泻法刮拭大椎、大杼、膏肓、神堂、委中，直至出现紫色疹瘩；配合刮拭阿是穴、命门、腰阳关、昆仑，并令患者活动腰部。第二天可再刮拭肾俞、命门、腰阳关、阿是穴，行补法10分钟。

**3** 药物治疗

**方法 1**

口服解痉止痛剂如阿司匹林、吲哚美辛等。中药跌打丸一丸，日2次；三七伤药片每次3片，日3次；七厘散半支，日2次；活血止痛散半支，温黄酒或温开水送下，日2次。

**方法 2** 外用药（骨科洗药）

**处方** 伸筋草、透骨草、荆芥、防风、防己、附子、千年健、路路通、威灵仙、桂枝、秦艽、羌活、独活、麻黄、红花。

**操作** 取上药等份，共为粗末，每150克为1袋，将药装入长4寸，宽2寸半的布袋内，将袋口缝好后放入容器内加凉水4～5斤煎煮，煮沸20～30分钟取下。先以蒸气熏患处，等到药汁稍凉后用其浸洗患处，并将药袋置患处热敷。每次熏洗10分钟，每日1～2次，一袋药可用3日。

**方法 ❸ 药物外敷法 1**

**处方** 马钱子12克、骨碎补20克、生南星10克、三七20克、威灵仙12克、羌活10克、独活10克、乳香12克。

**操作** 将上药研为细末，用凡士林调拌均匀后敷于腰部，1日1~2次，每次10分钟。

**方法 ❹ 药物外敷法 2**

**处方** 当归、羌活、乳香、没药各60克。

**操作** 将上述药分装在2个宽14厘米、长20厘米的布包中，上锅蒸约10分钟，取出药包，外涂黄酒，趁热敷患处，1日3次。

**方法 ❺ 药物外敷法 3**

**处方** 山栀12克、大黄8克、姜黄3克、冰片3克、葱白60克。

**操作** 将上药研为细末，调拌白酒，敷贴患处，约10分钟。

**方法 ❻ 硼砂点睛明穴**

**操作** 将硼砂加热炒至起小泡，直至白色成块状物，将其放凉研成细末。嘱患者仰卧，用竹片挑少许硼砂末置其睛明穴上，待患者流出许多眼泪并静卧5分钟后，令其下床活动腰部，做弯腰、侧转、下蹲等动作。

## 二、腰椎间盘突出症腰痛的 10 分钟缓解术

腰椎间盘突出症是引起腰痛的最常见的疾病之一。本病是由于椎间盘退行性改变，在急性损伤和慢性劳损等外因作用下，纤维环破裂，髓核向外突出，压迫神经根、血管等周围组织而引起的。

本病好发于20～40岁的青壮年，以男性居多。发生腰椎间盘突出的原因有以下几种：

1. 腰椎间盘退行性改变

一般在20～30岁时，纤维环的发育中止，变性开始，容易在强力牵拉、挤压、摩擦下产生破裂，致使髓核突出。此外，软骨板的纤维变性，致使其变薄并出现缺损，也给髓核的突出创造了条件。

2. 扭伤、劳损等因素

在腰椎间盘退变的基础上，进行剧烈或不协调的运动，或长期保持不良的姿势，椎间盘受到来自各个方面的过度牵拉、挤压或扭转，容易造成纤维环破裂，使髓核突出。

3. 寒冷、潮湿等因素

有少数腰椎间盘突出的患者无外伤或劳损史，只有受寒凉史。其原因可能是椎间盘有发育上的缺陷，受寒后腰背肌肉痉挛，小血管收缩，影响了椎间盘的营养供给，同时肌肉的紧张性痉挛增加了椎间盘承受的压力。

总之，内因是病变的根本，外伤等因素只在椎间盘变性的基础上才起作用。

## （一）临床表现

**1** 腰痛和坐骨神经痛

腰痛及坐骨神经痛是腰椎间盘突出症的主要的、具有诊断特征的症状。但是坐骨神经痛只是一个症状，并非腰椎间盘突出症所独有。腰痛和坐骨神经痛二者可以同时出现，但多数患者先有腰痛，次日或数日后才感到坐骨神经痛。

坐骨神经痛是沿坐骨神经走行方向的放射性疼痛，自腰或臀部，经大腿后方放射至小腿外后方，或至外踝及足。多为一侧，如系中心型突出或多发性突出，亦可为两侧。痛的程度与突出物大小及对周围神经压迫和炎症的轻重有关。

**2** 下肢麻木及异常感觉

因神经根受压，沿其分布区有感觉障碍，故有麻木感。在麻木区内，用手掐时不觉疼痛。在坐骨神经痛区内，常有冰凉感、灼热感或蚁行感等异常感觉出现。

**3** 步行困难

一般因腰痛及坐骨神经痛而致病者行走困难，患者多不敢迈步。少数患者步行较久后，患腿感到麻、胀、疼痛难忍，而需坐下或蹲下休息。

**4** 功能受限

除行走困难外，患者因疼痛产生的保护性肌痉挛，使身体常保持一个特定的姿势。站立时，身体倾向健侧，患侧骨盆上升，髋膝关节微屈，足掌着地，体重主要落在健侧。下蹲动作困难，不能自己系鞋带。

## （二）检查时，有以下改变

**1** 脊柱形态的改变

大部分患者脊柱侧弯，多凸向患侧。

**2** 压痛伴放射痛

在突出的腰椎旁有明显的压痛点，并可引起患肢放射性疼痛加剧。

**3** 坐骨神经紧张试验阳性

**①** 屈颈试验阳性：屈颈时牵拉硬脊膜和脊髓，刺激神经根出现腰腿痛。

**②** 直腿抬高试验阳性：患者抬腿时出现腰痛及患肢放射痛。

## （三）治疗方法

**1** 手法治疗

**方法 1** 揉法

在患者患侧腰臀部施以揉法，用力要深沉而柔和。下肢可用拿法拿捏，动作宜和缓而连贯。两种方法共施10分钟，使局部血液循环通畅。

然后再施以腰部斜扳法1次。（图2-41）

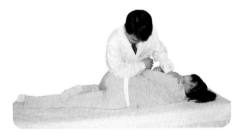

图 2-41 腰部斜扳法

**方法 2** 按揉法

可采用拇指按揉法或掌根按揉法，压力要轻柔，动作协调而有节律，频率

以每分钟120次为宜。（图2-42）

下肢可施掌直推法，从上而下推进5～10次。（图2-43）

再用拇指按肾俞、大肠俞、环跳、承扶、殷门、委中、承山等穴，环跳、承扶穴也可用肘按。施用按揉法以5～7分钟为宜。最后做扭腰法20次。

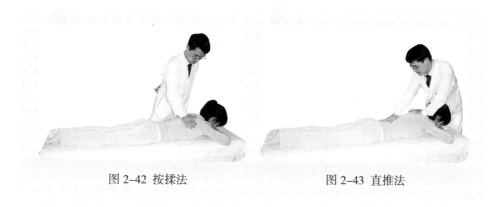

图 2-42 按揉法　　　　　　　　　图 2-43 直推法

### 方法 ❸ 推法结合弹压法

先对患者患侧腰臀及下肢部从上到下进行推抚5分钟。在患者胸部及下腹部各垫一个枕头，使其脘腹部悬空，医者双手重叠，用掌根按在其腰椎间盘突出处，进行有节奏地弹压10～20次，以利于突出物的回纳。（图2-44）

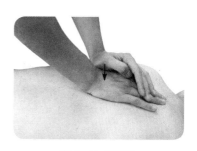

图 2-44 弹压法

### 方法 ❹ 足蹬法

首先在患侧腰部及沿坐骨神经走向的患侧下肢施以㨰法，在患处反复㨰动，时间约5分钟；再在腰部及下肢自上而下施以捋顺法，反复4次。

嘱患者仰卧（以右侧为例），医者右手放在患者右膝关节下，左手扶在膝关节上以保护髌骨。将患者踝部放在右臂的肘部，然后使其作伸膝蹬足的被动活动，患肢的抬高角度由小到大，以患者能忍受为度，可连续做7～8次。（图2-45、图2-46）

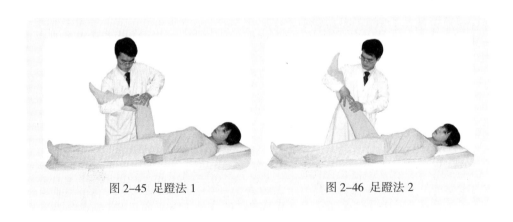

图 2-45 足蹬法 1　　　　　　　　图 2-46 足蹬法 2

**方法 5　三扳法**

　　首先在患者腰部施以揉法、㨰法等手法，治疗7~8分钟，使局部痉挛的肌肉得以放松，血液循环流畅。然后再用三扳法（图2-47~图2-50）。此法是治疗腰椎间盘突出症的主要手法，施用此法的目的在于使椎体间隙加大，椎间盘内产生负压，促使突出的髓核回归原位。

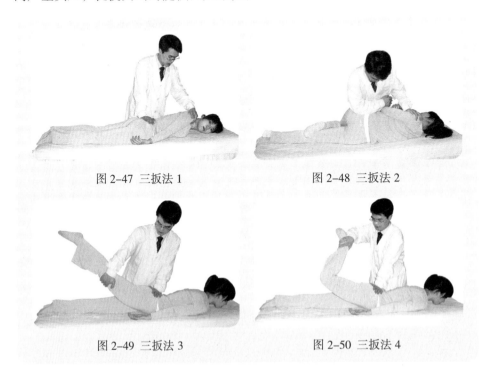

图 2-47 三扳法 1　　　　　　　　图 2-48 三扳法 2

图 2-49 三扳法 3　　　　　　　　图 2-50 三扳法 4

## ② 针灸治疗

**方法 ① 体针**

**处方** 主穴：大肠俞、环跳、秩边。大腿后侧痛配承扶、殷门、承山；大腿内侧痛配冲门、箕门；下肢外侧痛配风市、阳陵泉、阳辅；肾虚加肾俞；麻木加阳陵泉；患肢发凉针后加艾条灸。

**操作** 环跳、秩边、承扶可用3～4寸毫针针刺，以下肢有过电感为度。其他穴可用1.5～2寸毫针针刺。留针10～15分钟。

**方法 ② 灸盒灸法**

**操作** 将3厘米长艾条点燃后放于灸盒内，将灸盒放于腰压痛最明显的部位，可反复投放艾条，灸10～15分钟。本法适用于轻型腰椎间盘突出患者。伴有坐骨神经痛者可用艾条灸殷门、委中、承山、阳陵泉等穴位。

**方法 ③ 耳穴压豆法**

**处方** 取穴：坐骨神经、肾上腺、臀、神门、腰骶椎。（图2-51）

**操作** 贴双侧耳穴。5毫米×5毫米的胶布中央放1粒王不留行籽，贴于选好的耳穴上，将边缘压紧，按压已贴好的耳穴0.5～1分钟，手法由轻到重，按至有热胀和疼痛感为度，并嘱患者活动腰部。嘱患者每日自行按压耳穴3～4次，每次8

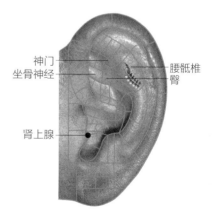

图 2-51 耳穴

分钟左右，每3～5天换贴1次。

方法 **4** 手部按摩

**处方** 脊柱、髋关节反射区。（图2-52）

**操作** 脊柱反射区用推按法进行垂直推按，反复操作2分钟左右。再以揉按法在髋关节反射区进行顺时针揉按，每穴约2～3分钟，平均每日按摩2次，每次约10分钟。（图2-53）

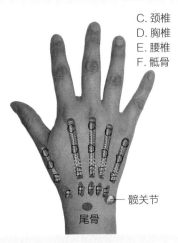

C. 颈椎
D. 胸椎
E. 腰椎
F. 骶骨

髋关节

尾骨

图 2-52 脊柱、髋关节反射区

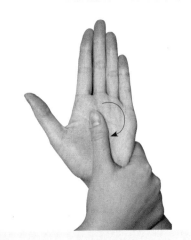

图 2-53 手部按摩

方法 **5** 胸穴指压疗法

**处方** 腰腹1～4、腰肢穴。

**操作** 采用滑动指压法，用较强的力量抵紧穴位，以穴位处的结节或条索物为中心，顺着肋骨下缘或骨的表面来回滑动手指，使患者有较强的触痛感。必要时，腰肢穴可利用短棒压迫代替指压。每次10分钟。

## 方法 6 体穴指压疗法

**处方** 命门、腰阳关、环跳、承扶、殷门、阳陵泉、承山、昆仑。

**操作** 采用扣揉法。根据病情选以上穴位 4～5个，先用手指在穴位处做环形揉动，再在该穴处施以力量较重的扣法，每穴2～3分钟。注意扣法一定要用力柔和，不可过猛。（图2-54）

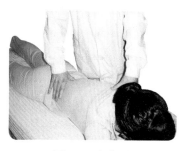

图 2-54 扣揉法

## 方法 7 拔罐法

**处方** 寒湿型：肾俞、腰阳关、阿是穴；瘀血型：委中、三阴交、膈俞、次髎；肾虚型：肾俞、气海、三阴交、阿是穴。

**操作** 在所选定的穴位上，以闪火法将罐拔住，留罐10分钟。（图2-55）起罐时注意不要强行起掉，要先在一侧放气后起下。（图2-56）起罐后可在所拔穴位处进行轻轻揉按。

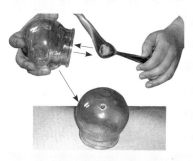

图 2-55 闪罐

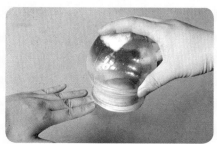

图 2-56 起罐

**方法 8** 足底按摩法

处方

肾、输尿管、膀胱、脊柱、胃、十二指肠、小肠、大肠、肝、胆、肾上腺、脊柱（即颈椎、胸椎、腰椎、骶骨）等反射区。（图2-57、图2-58）

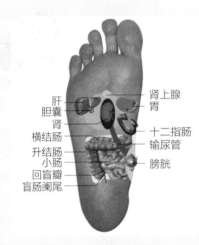
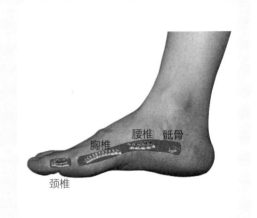

图 2-57 足部反射区 1　　　　　图 2-58 足部反射区 2

操作

脊柱反射区位于双脚足弓内侧缘，按摩手法采用推掌压法。肾、肾上腺反射区用握足扣指法（图2-59）。其他穴位用单食指扣拳法。每穴按摩1分钟，每日每穴按摩2次。

**3 药物治疗**

**方法 1** 内服中药

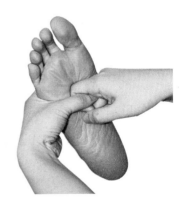

图 2-59 足底按摩法

处方

血瘀气滞型：桃仁、红花、当归、赤芍、生地、川芎、马钱子、元胡、香附。

风寒夹湿型：独活寄生汤加减，独活、桑寄生、杜仲、牛膝、细辛、秦艽、茯苓、桂心、防风、川芎、人参、当归、川乌、草乌、马钱子。

肝肾虚弱型：杜仲汤加减，肉桂、乌药、杜仲、生地、赤芍、牡丹皮、当归、延胡索、桃仁、续断。

**操作** 各方煎汤，日服2次。

### 方法 ② 外敷法

**处方** 续断、土鳖虫、木香、羌活、独活、松节、乳香、远志、木瓜、儿茶。

**操作** 上药等量，共研细末，用酒与醋5：3的比例调成糊状，敷于患处，每日2次，每次10分钟。

### 方法 ③ 熏洗法

**处方** 舒筋定痛汤：伸筋草15克、透骨草15克、五加皮15克、三棱12克、莪术12克、秦艽12克、海桐皮12克、牛膝10克、木瓜10克、红花10克、苏木10克

**操作** 上药加水2000毫升煎煮，去渣，加入少量白酒趁热熏洗患处，每日2次，每次10分钟左右。

### 方法 ④ 熏洗法

**处方** 刘寄奴、苏木、益母草、红花、丹参、赤芍、防风、独活、花椒、透骨草、五加皮、姜黄各10克。

**操作** 上药共研细末，用纱布包扎好，加水1500毫升煎煮，去渣，趁热熏洗或溻渍患处，每日2次，每次10分钟。

**方法 5  中药独参汤**

**处方**　吉林红参10克、瘦肉100克，炖服，每日2次。

**方法 6  擦洗法**

**操作**　粮食白酒500克、草红花25克，浸泡10小时后用以擦洗患部，每日2～3次，每次10分钟左右。

**方法 7  热敷**

**操作**　荨麻适量，煎水半盆，擦洗患处后再用毛巾热敷，每日2～3次，每次10分钟。

**④ 其他疗法**

**方法 1  蜡疗**

**操作**　蜡饼疗法：将已熔化的石蜡倒入与腰痛部位面积相当的盘内，待冷却成饼后放于胶布上，敷于患处，上覆棉垫保温。治疗时应擦干蜡面的水珠，以免烫伤，每次10分钟。

**方法 2  泥疗**

**操作**　将泥逐渐加温至40～50℃，不要超过55℃。将泥铺在胶布上，厚3～6厘米，先在治疗部位涂一层薄泥，再将治疗泥饼放于患处，每次10分钟左右，每日或隔日1次。

**方法 ③ 坎离砂疗法**

**操作** 将市售坎离砂倒入盆中，用食醋调匀至全部潮湿，装入袋中，包上浴巾，待温度上升至40～50℃时放于垫布的部位。每次热敷10分钟左右。

**方法 ④ 刮痧疗法**

**处方** 肾俞、命门、腰夹脊、环跳、承扶、殷门、风市、委中、阳陵泉、承山、承筋、昆仑。

**操作** 用刮痧板在选定的穴位处自上而下进行刮拭，刮拭面积要大些，下肢可沿膀胱经或胆经进行刮拭，以局部皮肤出现紫色疹瘰为度。每日1次，每次10分钟。

**方法 ⑤ 磁疗法**

**操作** 用动磁场，磁头置于腰椎压痛处及下肢疼痛部位，每次10分钟，每日1～2次。

**方法 ⑥ 喷酒按摩法**

**操作** 以患者腰椎间盘突出的局部为主，连续猛喷酒，喷得越猛越好，连续用单手掌根按揉、压推，然后酌情选臀中、环跳、承扶、委中、阳陵泉等穴位连续猛喷酒，再连续用拇指按揉，并找到痛点连续旋摩。根据患者的体质状况和病情，掌握好按摩手法的轻、重、缓、急，约5分钟。

在患者的脊中、腰阳关、命门、肾俞、八髎、居髎、环跳、殷门、承扶、委中、承山、阳陵泉等穴位，连续猛喷酒，再用拇指用力按揉、压推。手法自然，有钝痛感为宜，约3分钟。

在患者的两脚心连续猛喷酒后，再连续用手按揉、抓捏；然后用拇指掐按涌泉穴，手法由轻渐重，约2分钟。

**方法 7 盐疗**

**操作** 浴缸中放入适量温水，水中撒上一小撮盐，浸湿全身。再用一把盐在腰痛部位进行仔细按摩，约3分钟，再用盐将全身擦一遍，然后按摩腰部，最后用清水将全身洗净。每次约10分钟。

**方法 8 气功疗法**

**1** ▶ 仰卧式：仰卧于硬板床上，双手重叠，掌心向下，置于上腹部；双下肢伸直，两足跟相距一拳，全身放松。采用鼻吸口呼。以第5腰椎棘突点定点，吸气时意念脊柱向上伸引，呼气时意念臀部及双下肢下沉。反复49次。

**2** ▶ 健侧卧式：继仰卧式后向健侧翻身，健侧之手扶头代枕，下肢微屈。患侧手揞住同侧秩边穴，下肢屈曲，足弓置于对侧小腿中部，膝部轻贴床面。全身放松，轻闭双唇，自然呼吸。首先意念健侧坐骨神经通路（即臀部、大腿后侧、腿后外侧、足外侧），使健侧坐骨神经部位的通畅舒适感印入脑海，共19息。然后将这种通畅舒适感输入患侧坐骨神经通路，意念中，在上手掌揞住的秩边穴还产生一股暖流（如意念中能产生水，则用手掌稍加摩擦即可产生暖流）通行于坐骨神经通路，如此共49息。

**3** ▶ 仰卧蹬腿式：接前式，缓慢转身，重新改为仰卧位，双手重叠，枕于头下，同时屈髋屈膝双下肢上收，然后悬空蹬足，最初以7次为宜，以后蹬次逐渐递增，但不可操之过急。

# 三、腰椎后关节紊乱症腰痛的 10 分钟缓解术

腰椎后关节紊乱症又名腰椎后关节半脱位或腰椎骨错缝，此病是临床的常见病、多发病，是引起腰背痛的常见原因之一。腰部在不正确的姿势下负重或突然地闪、扭，会使腰椎的后关节发生细微的错位，产生腰部疼痛、活动受限等症状。

当脊柱处于失稳状态时，突然转身、失足、咳嗽、喷嚏、闪、挫、着凉及坐立姿势不当等，皆可引起腰椎后关节解剖位置的改变，致使关节周围软组织损伤，肌肉痉挛。

## （一）临床表现

患者多有腰部闪、扭伤病史。腰部疼痛，程度轻重不等，重者臀部、大腿部、尾骶部牵扯痛。患者可作较慢的活动，但弯腰及坐后起立均感不便。因腰部疼痛部位较广，患者很难指出明显的痛点。检查时发现棘突偏歪，偏歪的棘突旁有深在的明显压痛。如急性后关节错位未及时整复可转为慢性，腰痛时轻时重，疲劳后疼痛加重，一般活动正常。检查发现腰椎棘突偏歪，偏歪棘突旁仅有轻度压痛。

## （二）治疗方法

**1** 手法治疗

**方法 1** 推抚法

以单手或双手拇指面、掌面着力，沿棘突自上而下推进，在腰痛部位要加大力量，如此反复推抚30次，约8分钟。然后在腰痛部位施以拍叩法，约2分钟。（图2-60、图2-61）

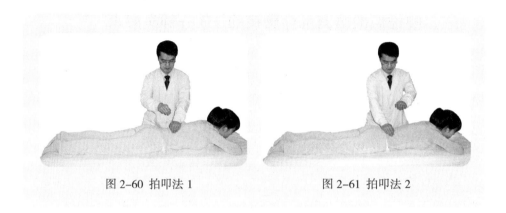

图2-60 拍叩法1　　　　　　　　图2-61 拍叩法2

方法 **2** 掌揉

　　手腕放松，在腰痛部位用掌根做环形揉动，稍加一定压力揉动约7～8分钟，再施以拳叩击法2分钟。

方法 **3** 按压法

　　可用拇指按压法或拐肘按压法。医者用双手拇指掌面或右肘关节的三角平面在腰椎偏歪的棘突周围进行按压，使患者产生酸、胀、痛感，以患者能忍受为度，持续8～9分钟；然后再配合颤压法，双手重叠放于患者腰椎棘突上方，乘患者不备时每处连续颤压3次，有时可听到脊椎后关节复位的响声。（图2-62、图2-63）

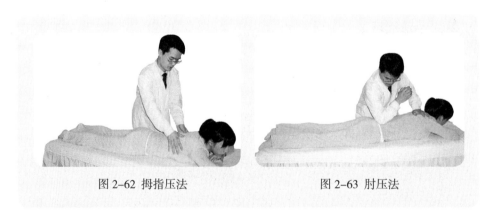

图2-62 拇指压法　　　　　　　图2-63 肘压法

**方法 ④ 扭腰法**

采用本法之前先在腰痛部位施以擦法、揉法，各3~4分钟。采用扭腰法时患者应侧卧位，反复操作20~30次，有时也能听到关节复位的响声。

**方法 ⑤ 背法**

医者和患者背靠背站立，医者用两肘挽住患者肘弯部，然后弯腰屈膝挺臀，动作协调，将患者反背起后，用臀部发力颤动、颠动或摆动10分钟。本法可在其他方法之后运用。（图2-64、图2-65）

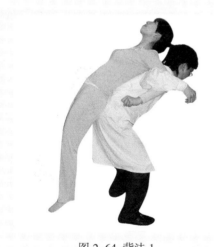
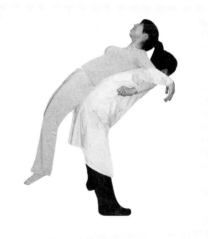

图 2-64 背法 1　　　　　　　　　　图 2-65 背法 2

**方法 ⑥ 腰部斜扳法**

医者在患者两侧腰部先施用按压法，擦7~8分钟，再令患者改为侧卧位，医者做腰部斜扳法。

**方法 ⑦ 直腰旋转扳法**

患者取坐位，医者在其腰骶部用掌根按揉法按揉8分钟。然后医者一手擦患者腰部，另一手扶其肩，使其腰部做俯仰活动，幅度由小到大，再做直腰旋转扳法。医生面对患者站其侧方。用靠近患者的下肢顶住患者大腿，用一手扶住近侧肩的前方，另一手扶住对侧肩的后方，两手向相反方向用力扳肩，使腰部旋转，当旋转到有阻力时，再做一个增大幅度的扳动。（图2-66）

上述手法治疗后，患者症状可明显减轻或当即消失。

此外，还有弯腰旋转复位法、屈髋摇腰法等，均可收到满意的效果。（图2-67、图2-68）

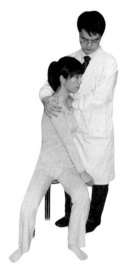

图 2-66 直腰旋转扳法

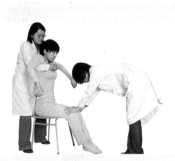

图 2-67 弯腰旋转复位法

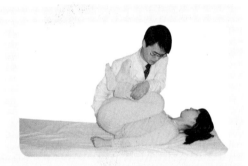

图 2-68 屈髋摇腰法

**② 针灸治疗**

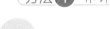

**处方** 腰夹脊、肾俞、气海俞、命门、志室、腰眼、委中。

**操作** 穴位局部常规消毒，取30号1.5～2.5寸长毫针垂直刺入所选穴位，行提插捻转手法，针刺得气后留针10～15分钟。每日1次。

( 方法 **2** 温针灸法 )

**处方** 肾俞、命门、志室、气海俞。

**操作** 先以毫针刺入穴位，再将艾卷剪成长约3厘米的段，用火柴自下部点燃艾卷，插入毫针针柄上，灸8~10分钟，以患者不感到灼痛为度。（图2-69）

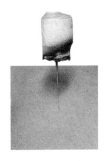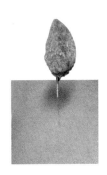

图 2-69 温针灸法

( 方法 **3** 灸盒灸法 )

**操作** 将灸盒置于腰痛部位，根据患者的耐热能力调节灸盒盖的缝隙。每次可灸10分钟，每日1~2次。

( 方法 **4** 拔罐法 )

**操作** 在腰痛部位以闪火法拔罐2~3个。吸紧后留罐10~20分钟，或在腰痛部位采用闪罐法5~10分钟，每日1次。火罐可用玻璃罐、竹罐等。（图2-70、图2-71）

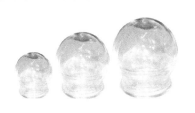

图 2-70 玻璃罐

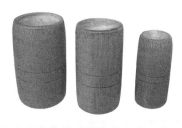

图 2-71 竹罐

方法 **5** 耳穴压豆

处方 腰骶椎、腰痛点、肾、皮质下、神门。（图2-72）

操作 将医用胶布剪成5×5毫米的方块，中央放1粒王不留行籽或韭菜籽，然后贴于消毒好的耳穴上，用手指按压数3~4次。每穴每次压5~6下，用力要柔和，以局部有热胀感为度，3日换贴1次。

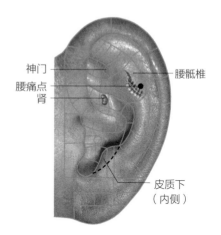

神门
腰骶椎
腰痛点
肾
皮质下
（内侧）

图 2-72 耳穴

方法 **6** 腹穴指压疗法

处方 腰部穴（位于脐下6厘米）、下肢穴（位于脐下7~8厘米）。

操作 采用揉、扪法。揉法是以手指的尖端，轻按选定的穴位，做环形平揉。扪法是用手指端深深按压皮肤及皮下组织，根据患者体质的强弱，施以轻重不同的指力，以患者感到酸麻胀痛为度。扪法时间要长一些，两种手法共10分钟左右。

方法 **7** 体穴指压疗法

处方 肾俞、命门、志室、殷门、足三里。

操作 以拇指或中指指尖在选定的穴位上扪，各穴轮流操作，每穴约2~3分钟，采用扪法时注意必须逐渐施加压力，不可突然用力，在得气后，应逐渐减轻指力，最后停止。

## 方法 8 足底按摩法

肾、腰椎、骶骨、髋关节、甲状腺等反射区。

肾位于双脚掌第2、3跖骨近端，相当于脚掌"人"字形交叉稍下方的凹陷处；腰椎位于双脚足弓内侧缘，楔骨至舟骨下方；骶骨位于双脚足弓内缘，前接腰椎反射区；髋关节位于双脚内踝的外下方和后方；甲状腺位于双脚掌第1跖趾关节外侧凹陷中。（图2-73、图2-74）

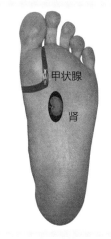

图 2-73 足底反射区 1

**操作** 腰椎、骶骨反射区采用推掌加压法，以拇指指腹为着力点，其余四指为支点，另一手掌置于手背上，施加压力进行推压，每穴各3分钟。髋关节采

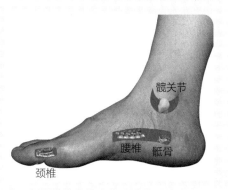

图 2-74 足底反射区 2

用捏指法，是以拇指指腹用力捏穴位。肾穴可用握足扣指法，着力点为食指第1指节背侧，其余四指握足固定，另一手拇指为辅助。甲状腺穴用单食指扣拳法，食指第1指节背面为着力点。每穴可按摩2～3分钟。按摩顺序为肾→甲状腺→腰椎→骶骨→髋关节。

**方法 ⑨** 足部外敷

**处方** 生附子30克。

**操作** 将生附子研为细末．以白酒调为糊状，外敷双侧涌泉穴。（图2-75）

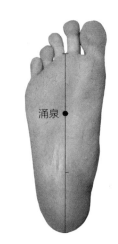

图2-75 涌泉

**方法 ⑩** 手部按摩

**处方** 脊柱反射区。

**操作** 脊柱在手部的反射区是从手背大拇指和食指的近端，至手腕的区域。（图2-76）

在患者的手部脊柱反射区寻找胀痛点，在胀痛点用压按旋推的方法进行按摩，每次约10分钟，每日1次。

C. 颈椎
D. 胸椎
E. 腰椎
F. 骶骨

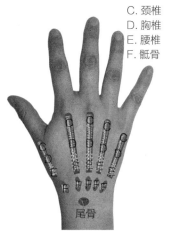

图2-76 手部脊柱反射区

**方法 ⑪** 点穴疗法

**操作** 按压、弹拨痛点。按压主要痛点2～3次，同时按压腰眼、棘中、臀外等穴位。

**❸ 药物治疗**

**方法 ❶** 中药内服法

**处方** 小活络丸，每次1丸，每日2次。

**方法 ②　中药内服法**

三七散，有成药出售，可去瘀行气，通经沽血止痛。也可与七厘散交替服，效果良好。每日2～3次，每次2.5～5克。

**方法 ③　外敷法**

腰痛膏：生川乌15克、食盐少许。

**操作**　上药混合捣融成膏，将药膏敷于腰部压痛处、肾俞、腰眼上，覆以纱布，用胶布固定，1日1换。

**方法 ④　药物熏洗法**

伸筋草、海桐皮、秦艽、当归、独活、红花各6克。

**操作**　上药煎水，熏洗患处，每次10～15分钟，1日2次。

**④　其他疗法**

**方法 ①　石蜡疗法**

**操作**　蜡饼法：选用与腰痛部位大小相当的盘子，将已熔解的蜡倒入，厚约1.5～2厘米，待冷却成饼后将其取出放在塑料布上，然后敷于治疗部位，再用棉垫包裹保温。每日或隔日1次，每次20～40分钟。

**方法 ②　泥疗法**

**操作**　泥最好选用中层泥，除去上层浮泥，用日光或用蒸气将泥加热到42℃左右，在腰痛部涂一薄层，再将厚约3～6厘米的泥饼放在上面，每次治疗完毕，用温水擦洗腰部。每日治疗1次。

**方法 3 坎离砂疗法**

**操作** 将市售坎离砂倒入盆中，用2%醋酸或食醋拌匀至全部潮湿，装于布袋中，用浴巾包好，待其温度上升到45～50℃即可使用。在腰痛部位放1～2层布垫，然后将砂袋放置其上，再包以棉垫保温，每次20～30分钟，每日1次。

**方法 4 刮痧疗法**

**处方** 取穴：大椎、大杼、腰夹脊、肾俞、委中。

**操作** 先在腰痛部及所取穴位上，涂上活血止痛润滑油，取水牛角刮板以45°斜角，平面朝下，刮拭以上穴位，直到出现紫色疙瘩。

**方法 5 远红外线理疗**

**操作** 用远红外线灯对腰痛部位进行照射，以患者感到舒适为度，不要太热，每次可烤10～15分钟，每日1～2次。

**方法 6 磁疗**

**操作** 用市售的各种磁疗器在腰痛部位及委中、昆仑穴上进行点按刺激，一般每日2～3次，每次10分钟。

**方法 7 寒痛乐外敷**

**操作** 将寒痛乐开封后贴于腰部，如果太热，可将寒痛乐贴于内衣外面，每24小时换贴一个。

**方法 8** 气功疗法（强腰六步功）

预备：松静站立。心安神静之后做3～6次深长呼吸。吸气时，提肛，舌抵上腭，稍停一下，呼气时放松。

**1** 游龙戏珠：两手外劳宫轻贴肾俞穴，头部做左（向左旋转至极）、右（向右旋转至极）、上（抬头望天）、下（低头看地）运动，3次。然后头部顺时针回旋3次，逆时针回旋3次。

**2** 白鹤展翅：两臂屈肘上提经体后向前划弧绕环（即两肩关节绕额状轴做轮转运动）3次；然后相反方向做3次；然后上下耸肩3次。

**3** 雄师回首（拗身回望）：马步桩，左手外劳宫贴命门穴，右手由体侧向上划弧置于额前，上体向左扭转（脚跟不动），眼看右脚跟，同时吸气，提肛（提会阴），稍凝一下，呼气还原，3次。再相反方向做3次。

**4** 风摆荷叶（松腰旋转）：松静站立，两手外劳宫轻贴肾俞穴，髋关节在水平面上做顺（逆）时针方向绕环（两圈为一次）各3次。做时脚趾抓地，膝关节伸直，上体直立，头部晃动宜小。

**5** 双手攀足：手指在腹前交叉（掌心向上），两臂上提，翻掌上托（抬头，掌心向上，眼看手背），两臂带动上体向左侧屈一次，再向右侧屈一次；上体前屈（膝部伸直），手掌尽量触脚背，还原成松静站立，重复3次。

**6** 白鹤转膝：两脚分开约一脚距离，膝部微屈，双手伏按膝部，两膝做顺、逆时针旋转各3次；双膝由内向外回旋3次；由外向内回旋3次。

收式：松静站立，两臂于腹前，交叉向两侧划弧至头顶，两掌心向下，中指相接，经胸前缓慢向下导引，至小腹时，手心向内，轻贴小腹（同时稍下蹲微屈膝），3次。

**注意事项**

**1** 整个练功过程，可守内（意守涌泉或神阙等），亦可守外（意守花草树木美景，不宜意念他人）。

**2** 在练功过程中，高血压、冠心病患者，不宜闭气用力，也不宜低头过度。头颈旋转幅度不宜过大，动作亦宜缓和。

**3** 可全练，也可选练，都应认真收功。动作次数可多可少，因时制宜。如果有时间，在练了此功后，再练上10分钟站桩功，效果会更好。

## 四、慢性腰肌劳损腰痛的 10 分钟缓解术

腰肌劳损主要是指腰骶部肌肉、筋膜等软组织的慢性损伤，也称之为功能性腰痛、腰背筋膜炎、腰肌纤维组织炎等。腰肌的解剖结构如图2-77。

本病的发病原因是多种多样的，下面就临床常见的致病原因简单介绍如下：

*疲劳性损伤*：这类损伤多因长期弯腰工作，姿势不良、肥胖等。一侧或两侧腰肌长时间处于紧张状态，日久，肌肉发生纤维变性，弹性减低，导致慢性腰痛。

*迁延性急性腰扭伤*：急性腰扭伤后未作及时治疗，或治疗不当、治疗不彻底，致使损伤的肌肉、筋膜、韧带修复不良，产生瘢痕相粘连，引起慢性腰痛。

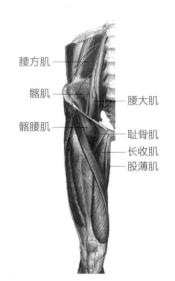
图 2-77 腰肌

腰方肌
髂肌
髂腰肌
腰大肌
耻骨肌
长收肌
股薄肌

脊柱先天畸形，如隐性脊柱裂、先天性脊柱侧弯、腰椎骶化及骶椎腰化等，都可导致腰背部组织劳损，产生腰痛。

## （一）临床表现

本病有长期腰痛史，腰痛反复发作。腰骶部一侧或两侧酸痛，以酸胀为重，疼痛为轻，酸痛时轻时重，缠绵不愈。疼痛在劳累后加重，休息后减轻，改变体位时减轻。久坐、久站或久卧后腰部疼痛，常被迫时时伸腰或以拳击腰部以缓解疼痛。遇寒冷、潮湿或过度劳累后，可急性发作。腰部疼痛甚者，腰活动不便。

检查时腰腿活动功能受限一般不甚明显，较重的患者，腰部肌肉痉挛、隆起，日久可致脊柱侧弯。

## （二）治疗方法

### 1 手法治疗

**方法 1 推抚法**

患者俯卧，医者双手沿其棘突两侧自上而下推抚，在病患处应用力，反复操作20～30次，7～8分钟，以腰背部有温热感为宜；然后再于患处行拍法2～5次，2分钟。

**方法 2 掌揉法**

掌揉法重点应放在病患处。医者手掌紧贴患者皮肤，重点以大小鱼际着力，在腰痛部位做环形揉动。施术5～8分钟。

再施以拳叩法。医者双手握空拳，以小鱼际为着力点，双手轮流叩打患部2～3分钟。施术后患者局部舒适，症状减轻。（图2-78）

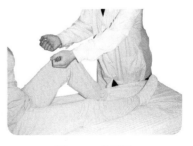

图 2-78 拳叩法

**方法 3** 按压法

采用拇指压法和拐肘压法，在督脉和膀胱经上施术。力量应深透柔和，不宜过猛，以防压伤。

拇指压法是以双手拇指指腹进行按压。拐肘压法是以肘关节为着力点，刺激强度大，效果较好。本法可操作7～8分钟，再施以拍打法2分钟结束。

**方法 4** 擦法

以掌背外侧和小鱼际为着力点，以腕关节的灵活转动带动拳进行不间断地擦动，在腰背部单手或双手轮流操作5分钟，可解除肌肉痉挛，疏通经络，止痛。

然后再施以擦法，3～5分钟。（图2-79）

**方法 5** 腰部斜扳法

首先在患者患侧腰肌施行擦法、掌推法等手法5分钟；然后作腰部斜扳法。斜扳时，以患者右侧卧为例，患者右下肢伸直，左下肢屈曲，医者面对患者而立，一手按压住患者肩前部，另一手按压住患者髂臀部，两手向相反方向用力，使腰扭转，当扭转到有阻力时，再施一个增大幅度的扳动；最后双掌合推3分钟。（图2-80）

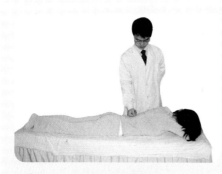

图 2-79 擦法

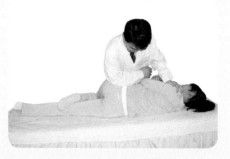

图 2-80 腰部斜扳法

方法 **6** 压膝法

先在患处施以揉法、推法等7分钟，再施压膝法。压膝时，患者双膝合并，屈髋屈膝，医者一手固定其双膝部，一手扶其双踝上部，然后将其膝部尽量向腹部按压5次左右。（图2-81）

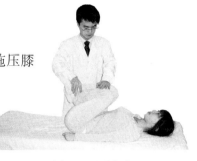

图 2-81 压膝法

方法 **7** 扭腰法

先在患部施滚法、揉法7~8分钟；再用扭腰法，手法宜轻柔连贯，反复操作5~10次。

**2** 针灸治疗

方法 **1** 体针 1

**处方** 主穴：压痛点、委中、昆仑。配穴：三焦俞、肾俞、腰眼。

**操作** 先用中强刺激刺主穴。肌肉痉挛处、压痛处，可采取一针多向透刺，必要时配用配穴。其中，委中穴可直刺0.5~1寸，使局部酸胀或有麻电感并向足底放散。肾俞直刺1.5~2寸，方向微斜向椎体，勿向外斜刺，以免伤及肾脏，留针10分钟。

方法 **2** 体针 2

**处方** 与腰部压痛点相对处的腹部点。

**操作** 根据证候虚实，虚证用补法，实证用泻法，不虚不实用平补泻法，留针10分钟。

另外，天柱、中渚等穴均可用毫针针刺，或加电针，效果均不错。

方法 3 灸法

**处方** 膈俞、次髎。寒湿型加风府、腰阳关；肾虚型加命门、志室、太溪。

**操作** 将艾条点燃后，对准所取的穴位，距皮肤约2~3厘米，进行熏烤，以局部有温热感而无灼痛为宜，每穴可灸3~5分钟。也可采用隔姜灸、温灸器灸。（图2-82~图2-84）

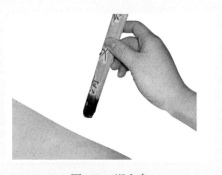

图 2-82 温和灸

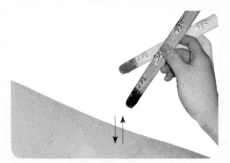

图 2-83 雀啄灸

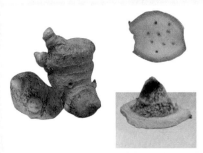

图 2-84 隔姜灸

方法 4 刺络拔罐法

**处方** 腰压痛点、委中。

**操作** 皮肤局部消毒，用梅花针（皮肤针）重叩出血，然后以闪火法拔罐，留罐5~10分钟后取下，擦净血块。

**方法 5** 耳穴压豆法

**处方** 肾、腰骶椎、腰痛点、肾上腺、皮质下、神门。

**操作** 先在所选耳穴上用探测棒、火柴头等探查耳穴敏感点，并将穴位常规消毒，取5×5毫米的胶布或伤湿止痛膏一小块，中间放一粒王不留行籽或韭菜籽，贴在穴位上，用手指对按数次，嘱患者每日自行按压耳穴3~4次，每次每穴5~6下，2~3日换贴1次。

**方法 6** 手部按摩法

**处方** 脊柱反射区、髋关节。（图2-85）

**操作** 手指在以上反射区内探查胀痛点，在胀痛点处紧紧地压按，在压按及按摩腰椎部的反射区时，用大拇指和其他手指压按、旋推这些部位，从起端一直到手腕的四周。（图2-86）

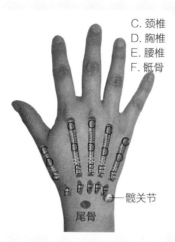

C. 颈椎
D. 胸椎
E. 腰椎
F. 骶骨

髋关节

尾骨

图 2-85 手部反射区

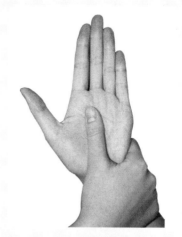

图 2-86 手部按摩法

[方法 **7** 胸穴指压疗法]

**处方** 腰腹穴1~4、腰肢穴、背腹穴（肩胛冈中点下2横指处，垂直按压）。

**操作** 采用持续指压法，以中等强度的压力持续抵压胸穴，不滑动手指。按压时由轻到重，切忌用力太猛。本法适用于轻症、体弱及易胸闷者，每次按顺序每穴按压2分钟。

[方法 **8** 体穴指压疗法]

**处方** 肾俞、志室、殷门、委中、足三里。

**操作** 采用揉扣法。先用手指的尖端在选定的穴位上轻按，做环形平揉运动，揉动时指尖不能离开所接触的皮肤。然后再在所选穴位上施以扣法，用手指端深深按压皮肤及皮下组织，根据患者体质强弱，施以轻重不同的指力，总以患者感到酸麻胀痛为度。两种方法可各用5分钟。

[方法 **9** 足底按摩法]

**处方** 肾、输尿管、膀胱、腰椎、肝、甲状旁腺等反射区。（图2-87、图2-88）

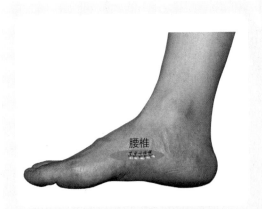

图 2-87 足底反射区 1

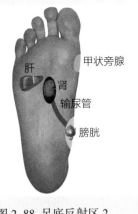

图 2-88 足底反射区 2

**操作**　肾、输尿管、膀胱、肝采用单食指扣拳法。腰椎采用捏指法。甲状旁腺采用扣指法。每穴按摩2分钟，每日1～2次。

### 方法 ⑩　刮痧疗法

**处方**　腰夹脊穴、肾俞、命门、腰阳关、大肠俞、气海俞、志室、太溪。

**操作**　用刮痧板（沉香木、檀香木、石器、陶器均可）在事先涂上活血止痛润滑油的穴位上进行刮拭，平面朝下，倾斜45°角，刮拭面要尽量长些，由内而外，由上而下顺次刮拭，用力均匀，以出现红紫色瘀点或疙瘩为度。可每2～3日刮拭1次。

### ③ 药物治疗

### 方法 ①　中药内服法

**处方**　玉带丸：杜仲30克，续断30克，补骨脂25克，香附（炙）20克，玄胡10克，木通、白术、熟地、狗脊各20克，当归、黄芪各20克，川芎、骨碎补、凤仙花、甘草各10克，胡桃仁10个。

**操作**　将上药共研细末，再将胡桃仁捣烂如泥加入，炼蜜为丸，每粒5克重。每日2～3次，每次1～2粒，开水送服。
或服用中成药六味地黄丸、健步虎潜丸，每日2次，每次1丸，温开水或黄酒送服。

### 方法 ②　内服酒剂：独活寄生酒

**处方**　独活10克、桑寄生20克、秦艽10克、细辛5克、当归身15克、生地15克、白芍15克、川芎10克、桂心15克、茯苓15克、杜仲15克、牛膝15克、人参10克、甘草5克、防风10克。

**操作** 将上药泡入酒内封闭，2周后即可饮用。本酒适用于寒湿性腰肌劳损。每次饮20～30毫升，根据饮酒量酌情加减。

**方法 3** 活络膏外贴

**处方** 麝香0.25克，肉桂、丁香、红花、檀香、排草各260克，白芷、羌活、独活、没药、川芎、木香各310克，山柰60克，当归260克，血竭70克，续断325克。

**操作** 上药物共研细末，将药粉放入油膏中，搅拌成膏药摊于布片上或纸上即成药膏。将药膏贴于患处，有皮肤病者禁用。

**方法 4** 熏洗法1

**处方** 红花15克、当归90克、活血龙90克、五加皮90克、防风20克、牛膝120克、金刚刺120克、红藤120克。

**操作** 上药加水过药面，煮沸10分钟，将腰部对准药液直接熏蒸，每次熏蒸10分钟，1日1次，10次为1疗程。

**方法 5** 熏洗法2

**处方** 当归50克、红花30克、乳香20克、没药20克、牛膝15克、醋30毫升。

**操作** 将上述药物浸入醋内4小时，再加热至沸5～10分钟，用纱布浸药汁，趁热熏洗腰眼穴，冷则再换，1日1次，每次10分钟。

**方法 6** 熏洗法3

**处方** 艾绒120克、川椒子3克、透骨草30克。

**操作** 上药水煎250毫升，趁热熏洗患处，每次10~20分钟，1日2次。

**方法 7** 外敷法 1

鸡屎白、麦冬各250克。

上药放锅内用慢火炒热，加入酒精，混匀后用布包好敷于患处，热散后取下。次日可再炒热后加酒精敷用，连用4~5次弃去。每日1次，7~10天为1疗程。每次10分钟左右。

**方法 8** 外敷法 2

**处方** 葱白30克、大黄6克。

**操作** 将上药捣烂炒热外敷痛处。

**方法 9** 外敷法 3

生马钱子、透骨草、生穿山甲、汉防己、乳香、没药、王不留行、细辛、五加皮、豨莶草、独活、生草乌、五倍子、肉桂、枳实、牛蒡子、血余、干姜各10克，全蝎、威灵仙、生川乌、泽兰叶、丝瓜络、麻黄、土鳖虫、防风各12克，归尾15克，蜈蚣4条。

**操作** 上药经香油2000克煎煮去渣，再熬药油至滴水成珠时下黄丹1000克，制成膏备用。选肾俞、阿是穴敷贴，3~5天换贴1次，1个月为1疗程。

**④ 其他疗法**

**方法 1** 坎离砂热敷

**操作** 将市售的坎离砂倒入盆中，加食醋拌匀至全部潮湿，然后装在与治疗部位大小相当的布袋中，用浴巾或毛毯包好，待其温度上升至

45～50℃即可应用。将腰部垫上1～2层布垫，然后将砂袋放上，上面再覆以棉垫保温。在治疗时坎离砂会逐渐升温，如果超过耐受温度，可在砂袋下加布垫。

方法 **2** 橡胶锤疗法

 操作 用橡胶锤先在督脉及脊柱两旁反复弹打，再重点弹打腰肌处，共5分钟。（图2-89～图2-91）

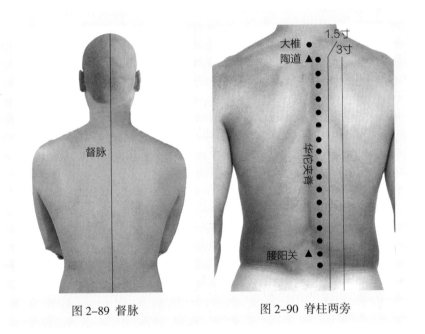

图2-89 督脉    图2-90 脊柱两旁

再弹打腰部压痛点、下肢后侧弹打线、肾俞、命门、气海俞、大肠俞、腰阳关、委中、足三里等穴，约5分钟。每日可弹打2～3次。

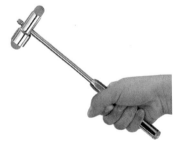

图2-91 橡胶锤

## 方法 3 刮痧疗法

刮拭督脉、足太阳、手太阳、足少阴经络穴位。

首先刮拭穴位：大椎、大杼、膏肓、神堂。

配合刮拭穴位：阿是穴、相应夹脊穴、委中、脊中、肾俞、命门、腰阳关、太溪。

**操作** 先在局部涂一层润滑剂，刮拭穴位，刮至出现紫色疙瘩，再配合刮拭阿是穴、命门、腰阳关、太溪等穴。每日刮拭1次，每次10分钟左右。

## 方法 4 喷酒按摩法

**操作** 在患者整个腰部连续喷酒后，用两手掌交替旋摩、按揉；然后找准中枢、脊中、悬枢、命门、腰阳关、腰俞、关元俞、白环俞、会阳、环跳等穴位，连续多次喷酒，逐一以轻、重、缓、急的手法按揉，约3分钟。

在患者的两足心连续喷酒后，用两手抓捏、按揉，用掌根搓；然后用两拇指揉捏涌泉穴，手法自然，由轻渐重，以有钝痛热感向上传为宜，约2分钟。

在患者的委中穴连续喷酒后，先用两手掌交替搓压，然后用两拇指用力交替按揉，最后选殷门至承扶穴一顺线，连续喷酒，用两手抓捏、按揉、拍打，约2分钟。

找准患者的肾俞、次髎、十七椎、志室、居髎、秩边等穴连续多次喷酒后，用两拇指用力逐一按揉，约3分钟。

## 方法 5 运动疗法

① 转胯运腰

准备姿势 ➤ 两腿开立，稍宽于肩，全身肌肉放松。双手叉腰，调匀呼吸。

活 动 时 ➤ 胯先向左、再向前、向右、向后，围绕腰的中轴，做水平转圈动作。转胯 1 周为 1 次，可酌情做 15 ~ 30 次。然后，反方向做同样动作。转圈的幅度可逐渐加大。

注　　意 ➤ 上身要基本保持直立状态，腰随胯的旋转而动，身体不要过分地前仰后合。

② 转腰捶背

准备姿势 ➤ 两腿开立，与肩同宽，全身放松，两腿微弯曲，两臂自然下垂，双手半握拳。

活 动 时 ➤ 先向左转腰，再向右转。两臂随腰部的左右转动而前后自然摆动。借摆动之力，双手一前一后，交替叩击腰部和小腹，力量大小可酌情而定。左右转腰为一次，可连续做 30 ~ 50 次。

③ 双手攀足

准备姿势 ➤ 全身直立放松，两腿可微微分开。

活 动 时 ➤ 先两臂上举，身体随之后仰，尽可能达到后仰的最大程度。稍停片刻，随即身体前屈，双手下移，手尽可能触及双脚，稍停，恢复直立体位。如此为一次，可连续做 10 ~ 15 次。

注　　意 ➤ 身体前屈时，两腿不可弯曲，否则效果不好，老年人或高血压患者，下腰时动作要慢些。

以上3个方法，每天早晚各做一遍。

方法 6 逆行法

① 全身肌肉放松，膝盖稍弯曲，根据自己步子的大小住后倒走，若遇到

障碍物较多或狭窄的地方可转身暂时正走。逆走时手握拳，四指包住大拇指，轻轻地前后摆动。

**②** 双手叉腰，拇指在后，其余四指在前，拇指按在腰部肾俞穴，每退一步用双拇指按揉此穴1次。反走时自然呼吸，用鼻吸气，以口呼气，呼气比吸气略长。

此法每天早晨练1次，每次每种走法5～6分钟，约走200～400步。

## 五、第三腰椎横突综合征腰痛的 10 分钟缓解术

第3腰椎位于腰椎前凸的顶点，为腰椎的活动中心，是腰椎前屈、后伸活动的中枢。

在腰椎的发育形态上，腰椎的横突存在着差异。一般来说，第3腰椎的横突最长，两侧对称，有肌肉、筋膜及韧带附着，维持人体重心的稳定。若发育过程中，第3腰椎的单侧或双侧的横突过长或过大，腰椎的广泛活动容易造成横突周围软组织的损伤，而出现的临床症状，统称第3腰椎横突综合征。轻者可引起肌纤维的撕裂、变性、水肿、肌肉痉挛等；重者可引起软组织以及神经损伤。

### （一）临床表现

本病好发于从事体力劳动的青壮年，且瘦高体型的人发病率高。可发于身体一侧或两侧，主要表现为腰痛，呈广泛性隐痛或钝痛，劳累后加重，可放射至臀部及大腿，一般不超过膝关节；个别患者可放射至小腿及足背部。检查可发现第3腰椎横突处局限性压痛，无放射痛。腰部活动度正常。对病程较长的患者，有时在腰椎横突尖端及臀部可能有条束状结节，压痛明显。X线检查可见第3腰椎横突过长或粗大，部分患者局部软组织有钙化影。

## （二）治疗方法

### 1 手法治疗

**方法 1 揉捻法**

患者俯卧位，医者用拇指指腹在其患侧第3腰椎横突部位用力做深部的揉捻动作，持续作6～7分钟，再在局部施以搽法，由轻到重，反复搽动3分钟。

**方法 2 按压法**

采用拐肘压法在患者脊椎的棘突及两侧施术，反复按压，两侧腰眼处要用力并停留1～2分钟，如此反复8分钟左右。按压后要用拐肘弹拨腰眼及环跳穴2分钟。（图2-92）

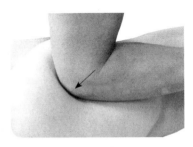

图 2-92 肘压法

**方法 3 搽法**

医者站在患者患侧，在其腰3横突部位由上而下，由轻到重反复搽动，持续5分钟，施法范围略广些。

然后再以单手或双手大小鱼际或掌根部，在患部筋肉部位周围较广范围内做均匀和缓的发散动作。持续用散法5分钟。（图2-93）

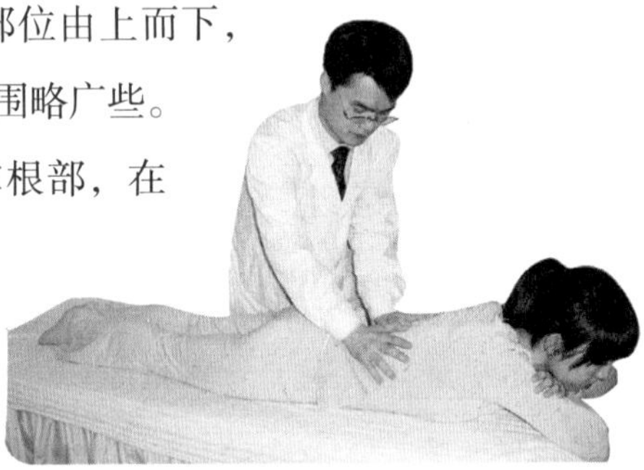

图 2-93 散法

**方法 4 弹拨法**

患者俯卧位，医者双手拇指重叠按于其患侧第3腰椎横突尖处，由内向外及由外向内弹拨肌肉痉挛结节；再用双手拇指分别向左右及上下用力推挤结节，反复数次；然后用掌根做快速搓揉，10分钟左右结束。

### 方法 ⑤ 抖法

先在腰痛局部施以按压法、搓法等手法8分钟，再施本法。患者平卧位，医者双手分别握住患者的双踝部，微用力做连续的小幅度的上下颤动，使患者关节有松动感及轻松感为宜。（图2-94）

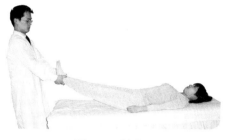

图 2-94 抖法

如疼痛放射至臀及大腿部，可在臀部用按揉法、弹拨法等手法，在大腿部用抖法、拿法、搓法等手法。

## ② 针灸治疗

### 方法 ① 体针

**处方** 肾俞、腰阳关、气海俞、腰夹脊、委中、昆仑。

**操作** 取1.5～2寸毫针，在所选穴位上进行针刺，中强刺激。注意肾俞针刺时，针尖方向略微斜向椎体，使腰部有酸胀感。勿向外斜刺过深，以免伤及肾脏。针上可加艾条灸，留针10分钟。

### 方法 ② 灸法

**处方** 大杼、肾俞、气海俞、委中、昆仑。

**操作** 用燃着的艾条在以上穴位处进行温和灸，距离以有温热感为宜。也可采用隔姜灸，将姜洗净晾干水分，切成1分厚（如五分硬币厚）的片，放于选定的穴位上，然后将艾绒捏成圆锥形，置于姜片上，点燃艾炷，燃完再换。一般每片姜烧过二三壮觉热以后更换，应勤动勤换，以局部大片红晕汗湿，患者觉热为度。一般每次10分钟左右。隔姜灸适用于寒湿型患者。

**方法 3 刺络拔罐法**

**处方** 气海俞、肾俞、腰夹脊、委中。

**操作** 局部皮肤消毒，用梅花针叩打穴位局部皮肤至微出血，再行闪火法拔罐10分钟，吸出紫红色瘀血，每日1次。

**方法 4 耳穴压豆法**

**处方** 神门、肾、肾上腺、腰骶椎、胸椎、皮质下。（图2-95）

**操作** 适当大小的方块胶布上贴附一粒王不留行籽，粘在选好的耳穴上，再用拇食指在胶布和穴位处夹压，使患者稍有压痛感，并嘱患者每天自行按压3～5次，每次5～10分钟。单侧，每4天换药1次，两耳交替用药。

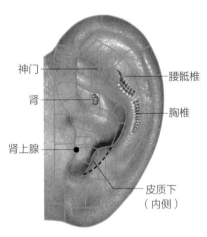

图 2-95 耳穴

**方法 5 手部按摩法**

**处方** 脊柱、肾、肝反射区。（图2-96、图2-97）

**操作** 肝、肾反射区采用压按和揉按法，脊柱反射区采用推按法，每穴2～3分钟。

**方法 6 腹穴按压法**

**处方** 与第3腰椎横突相对应的腹部。

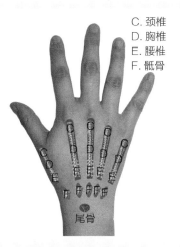

图 2-96 手部反射区 1

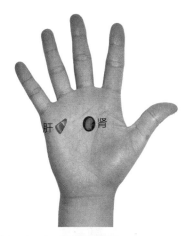

图 2-97 手部反射区 2

**操作** 采用拇指按压法。以拇指端及指腹在腹部穴位进行按压，用力要深而柔和，勿用力太猛，以免伤及内脏。每次10分钟左右。

**方法7 体穴指压疗法**

肾俞、气海俞、腰夹脊、委中、昆仑。

**操作** 主要采用扣揉法。先在以上所选定的穴位处以指尖施以揉法；然后再用指尖深深按压穴位处的皮肤及皮下组织，根据患者体质，施以不同的力量；然后在腰部广泛区域内施以散法，自上而下，沿膀胱经线移动，拇指同时要按揉，遇到穴位处，再用拇指对穴位进行扣按。每穴可治疗2～3分钟。

**方法8 足底按摩法**

肾、输尿管、膀胱、腰椎、髋关节、肝、胆、胃、十二指肠、甲状旁腺等反射区。（图2-98）

**操作** 肾穴可采用握足扣指法，着力点在食指第1指节背侧，其他穴位可采用单食指扣拳法，甲状旁腺亦可采用双指钳法。每次可按摩10分钟左右。双指钳法着力点在食指近端指骨内侧，并以拇指指腹辅助加压。（图2-99）

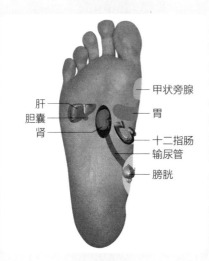

图2-98 足部反射区

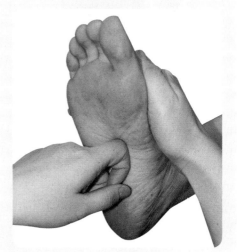

图2-99 足底按摩法

## 方法 9 点穴疗法

**准备手法 >** 轻点下肢刺激线7、8（第7条起于外踝，沿腓肠肌外侧隆起线，至腘横纹外侧头，经股二头肌隆起线，过大粗隆上线，止于髂后上棘。第8条线起于外踝，沿腓骨长肌隆起线，抵腓骨小头前下方，过髌骨外缘经股外侧肌外缘，止于髂嵴中点，为足少阳胆经循行线的一部分）2～3遍，刺激线上的穴位时手法应稍重。

**按压、点拨 >** 对腰3横突处施以按压、点拨法2～3遍，同时按压腰眼、气海俞、秩边、委中等穴。

本点穴法可每日1次，每次10分钟左右。

**3 药物治疗**

**方法 1 内服中药法**

处方 补肾壮筋骨汤加减：熟地、当归、牛膝、山药、茯苓、续断、杜仲、白芍、桃仁、红花、香附、元胡。

操作 上方一剂煎汤2次，早、晚各1次。

**方法 2 中成药法**

处方 六味地黄丸、三七伤药片或舒筋活血片口服。

**方法 3 外敷法**

处方 葱白、生姜各适量。

操作 上药捣烂，炒热，包布敷烫患处，每次10分钟左右。1日2～3次。适用于疼痛急性发作者。

**方法 4 外敷法**

处方 栀子9克、红花4克、桃仁4克、土鳖虫4克。

操作 上药研细末，放入碗中用蛋清调成膏状即可。用药前先拿热毛巾敷患处5分钟，然后擦干，外敷药膏，盖上纱布，24小时取下。

注意 接触药物的皮肤变成黑色或蓝紫色是药物染色所致。

**方法 5** 熏洗法

**处方** 伸筋草、海桐皮、秦艽、当归、独活、钩藤各9克，红花、乳香、没药各6克。

**操作** 上药水煎，熏洗患处，每次10分钟左右，1日2次。适应于气滞血瘀型患者。

**方法 6** 药酒外搽

**操作** 用市售舒活酒搽在腰3横突周围，面积略大些，然后进行按摩，每日1～2次，每次10分钟。此药酒禁止内服，皮肤破损及发疹者不宜使用。寒湿病不宜用。

**方法 7** 按摩乳或麝香风湿油外擦

**操作** 将按摩乳或麝香风湿油挤到患处，然后用手指进行揉按，每次10分钟。

**方法 8** 封闭疗法

用0.5%普鲁卡因10毫升、醋酸泼尼松龙0.5毫升，在腰3横突周围做封闭治疗。每3次为1疗程，一般经局部封闭后症状可消除。

**4** 其他疗法

**方法 1** 刷蜡疗法

**操作** 将石蜡熔解，冷却到55～60℃，用软毛排笔蘸取石蜡液均匀而快速地涂刷于治疗部位。每次涂刷的边缘不应超过第一次蜡膜，这样反复涂刷使蜡厚达1～2厘米，然后用棉垫包裹保温；也可与蜡饼合用，即涂刷0.5厘米厚度后，加用蜡饼包敷，一般每次治疗需10分钟。

**方法②** 坎离砂疗法

**操作** 将坎离砂用食醋拌匀后置于袋内，用毛巾裹好，待温度上升到45～50℃时放于腰3横突肥大部位，如太热可垫上布垫，每日2～3次，每次10分钟。

**方法③** 刮痧疗法

**处方** 肾俞、气海俞、命门、腰夹脊、委中、昆仑。

**操作** 用刮痧板在所选择的穴上自上而下进行刮拭，刮板与皮肤呈45°角，刮至皮肤出现紫色小点为度。每次约10分钟。每日或隔日1次。

**方法④** 喷酒按摩法

**操作** 在整个腰部连续猛喷酒后，用两手掌交替上下左右反复旋摩腰部，后用掌根用力由上而下揉搓，约5分钟；然后找准肾俞、气海俞、腰阳关、命门、关元俞、白环俞、环跳等穴，逐一猛喷酒，用拇指逐穴按揉，手法由轻至重，约3分钟；在两脚心连续喷酒后，用两手交替抓捏、按揉，用掌根用力揉搓；然后用拇指用力揉掐涌泉穴，以有钝痛热感向上传导为宜。约2分钟。

**方法⑤** 气功疗法：松腰法

松腰体位

静止时宜取的体位。

立位：两脚平行站立，两膝微屈，胯下落，腰椎放松后凸，如坐高凳，微有后靠之意，似坐非坐，似靠非靠。刷牙、乘车时均可取此体位。

坐位：自然端坐，腰部向后下落放松。坐车、办公时均可取此体位。

卧位：屈髋屈膝，使腰臀部充分放松。仰卧时，膝下可放一枕或双足分开，并膝以防歪倒；侧卧位时，枕头高矮要合适，脊柱纵线与床面平行，以木板床为好。

**松腰锻炼方法**

落胯弯腰：取立体松腰体位，下落胯部，上身向前弯曲，腰部向后凸出，两臂自然向前摆动，以助平衡，一起一落，反复做1～3分钟。此法不拘时间地点，随时可行，若腰部酸痛不适，做过即感舒坦，若起初出现腰部弹响，则效果更好。

坐位直腰：将腰部直起，并向前略挺，一挺一松，反复做10分钟左右。

屈髋滚腰：仰卧，屈髋屈膝，双手指交叉，抱膝下，拉膝贴胸。一拉一松，腰臀部在床面滚动，使腰臀部得到按摩、牵引。卧、起床前均可做1次，每次5～10分钟，以腰部松弛轻快为度。疼剧者可小幅度活动，仅酸胀者大幅度活动，腰椎有骨折者禁用。

## 方法 ⑥ 局部外敷加红外线照射法

**处方** 当归25克、川芎15克、土鳖虫15克、海桐皮20克、黄芪15克、松节10克。

**操作** 上药共研细末，用酒调成糊状，贴于患处，然后将红外线灯打开，对准敷药部位，照射10分钟，使药物渗透到体内，从而促进局部血液循环，消炎止痛。

## 方法 ⑦ 橡胶锤疗法

**操作** 首先用橡胶锤弹打督脉和脊柱两旁的常规部位，并重点于腰1～5段弹打。再于局部痛点、肾俞、气海俞、志室、委中、昆仑等穴弹打，各穴轮流弹打，手法由轻渐重。

每次弹打10分钟左右，每日酌情弹打2~3次。

## 六、腰肌筋膜炎腰痛的 10 分钟缓解术

腰肌筋膜炎又称腰部纤维组织炎、肌肉风湿症。是腰部肌肉、筋膜、韧带及皮下组织等处容易发生的疾病，是腰部的慢性损伤性疾病，多是因腰部外伤后治疗不当或不及时，以及劳损、外感风寒邪气等因素所造成，临床中以青壮年为常见。

### （一）临床表现

根据临床症状不同，分为急、慢性两种。急性表现为患部疼痛剧烈，有烧灼感，腰部活动时症状加重。局部压痛明显，有的病例体温升高，血液检查可见白细胞增高。慢性病例表现为腰部酸痛、肌肉僵硬发板，有沉重感，常在阴雨天气及夜间或身处潮湿环境时疼痛明显，并每于晨起腰部酸痛加重，但在稍加活动后疼痛有所缓解，劳累后症状又加重。腰部压痛多为无局限性压痛，活动时腰部发板，酸痛明显。检查时发现腰部肌肉僵硬，骶棘肌所在部位呈条索状改变。

### （二）治疗方法

**1** 手法治疗

（方法 **1** 揉法）

在患者腰部沿骶棘肌纤维走行方向施以揉法，手法宜轻柔缓和，连续揉动8分钟；再于患部施以分筋法，有明显的条索状改变时，手法要略重，以拇指沿肌纤维方向弹拨约2分钟。

**方法 2 掌揉法**

医者以大小鱼际着力，在腰痛部位的软组织上做环形揉动，自上而下，稍加一定的压力，反复揉动7~8分钟；再在腰背部做散法2分钟，使局部血运改善，达到温通经络、活血化瘀、消炎止痛的效果。

**方法 3 膊运法**

医者以前臂的尺侧面接触患者的皮肤，做环形、半环形揉动。此法接触面积较大，比较适合本病，每次可治疗5~7分钟。

然后再于局部施以顺筋法，自上而下捋顺肌肉，约5分钟。（图2-100）

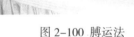

图2-100 膊运法

**方法 4 按压法**

采用双掌按压，双手相叠，用掌根鱼际或全掌着力按压，按压时动作要持续、缓和，按压到一定深度时，可作旋转性按压。可单用本法，也可结合分筋法、捋顺法等。每次10分钟左右。

**2 针灸治疗**

**方法 1 体针**

**处方** 腰夹脊、肾俞、脾俞、胃俞、气海俞、次髎、秩边。急性者加手三里、曲池、阳陵泉。慢性病例可在针上加艾条做温针灸。

**操作** 取1.5~2寸毫针，穴位局部皮肤消毒，脾俞、胃俞针刺时针尖朝向椎体方向略微倾斜，进针后行手法，使局部有酸胀感或向下肢放射。次髎穴针刺时要先找到骶后孔，再于此孔外侧0.5厘米处斜向骶后孔进针，深度达2寸左右。每次留针10分钟，艾灸时注意不要烫伤皮肤。

方法 **2** 灸盒灸法

 操作

将2～3炷3厘米长的艾条点燃后置于灸盒中层。将灸盒放于腰部（灸盒大小可根据病变范围自行制作），盖上盖，留一条小缝隙，缝隙大小根据温度而调节，每次10分钟，艾条燃尽后可再放入。（图2-101）

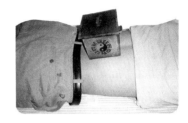

图 2-101 灸盒灸法

方法 **3** 拔罐法

 操作

患者取俯卧位，暴露患部，先在拔罐的局部涂少许液状石蜡或甘油作润滑剂，左手拿选好的火罐或罐头瓶1个，用闪火法将罐拔于患部，可拔罐2～3个，留罐8～10分钟。

方法 **4** 耳穴压豆法

急性病例取神门、耳尖、肾上腺、腰肌、腰痛点。慢性病例取神门、皮质下、肾、肝、腰痛点。（图2-102）

 操作

将中药王不留行籽1粒粘于小块方形的关节止痛膏中央，贴按在耳穴上固定。定时按压贴药的耳穴，按压以局部胀痛能忍受为度。每日按压3～4次，每次每穴1分钟左右。隔

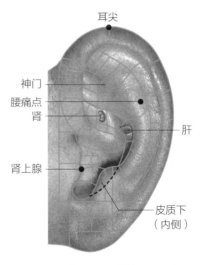

图 2-102 耳穴

日1次，两耳交替进行。

方法 5 手部按摩法

处方 肝、肾、脊柱反射区。（图2-103、图2-104）

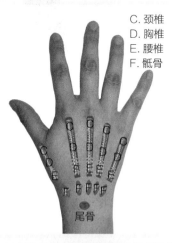

C. 颈椎
D. 胸椎
E. 腰椎
F. 骶骨

尾骨

图 2-103 手部反射区 1

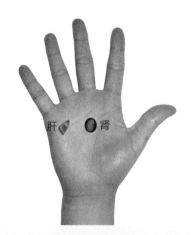

肝　肾

图 2-104 手部反射区 2

操作 在肝、肾反射区采用按揉的方法，用拇指尖端在此反射区用力按压、揉动，以按揉至酸胀为止；脊柱反射区可采用直推法，在反射区内反复推按，每穴2~3分钟。

方法 6 体穴指压疗法

处方 脾俞、胃俞、肾俞、气海俞、会阳、秩边、委中、足三里。

操作 委中、足三里穴用捏法。可用手指在穴位上下对称部位相向用力，捏压。其余穴位可用循法沿膀胱经自上而下顺经按摩，每穴可治疗2分钟。

**方法 ⑦ 足底按摩法**

急性病例取肾上腺、下身淋巴结、肾、输尿管、膀胱、脊柱、肝、胃、十二指肠、甲状旁腺等反射区。（图2-105、图2-106）

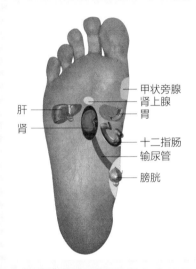

肝
肾

甲状旁腺
肾上腺
胃
十二指肠
输尿管
膀胱

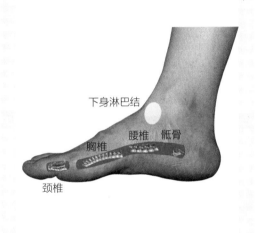

下身淋巴结

腰椎　骶骨
胸椎
颈椎

图 2-105 足部反射区 1　　　图 2-106 足部反射区 2

**操作** 肾、肾上腺可采用握足扣指法，下身淋巴结可采用拇食指扣拳法，其余穴位可采用食指扣拳法（图2-107）。每穴用力要适度，以达到酸胀感而无刺痛为佳，反复操作，共10分钟左右。

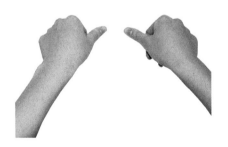

图 2-107 食指扣拳法

**方法 ⑧ 气功点穴疗法**

运气按揉法 ➤ 患者取卧位，医者侧立，运气后先按揉腰背筋膜处，反复操作 6 ~ 12 遍。

运气振颤法 ➤ 患者俯卧，医者立于其患侧，沿腰背部施振颤法 5 ~ 7 遍。

运气推摩法 ➤ 医者用右手掌根着力，在患者患侧腰部行运气推摩法，反复推摩 6 ~ 12 遍。

此法有疏通气血、松弛肌筋、活血止痛之功效。

③ 药物治疗

方法 1 内服药

**处方** 舒筋汤加减：麻黄、羌活、独活、川芎、千年健、当归、附子、马钱子、地鳖虫、伸筋草。

**操作** 以上各药共煎汤，早、晚各服1次。也可用舒筋活血片，每次服3片，每日2次。疏风定痛丸，每次服1丸，每日服2次。

方法 2 外敷法1

**处方** 跌打损伤散：续断、红花、生大黄、栀子、乳香、没药、赤芍、白芷各20克，桃红8克，芙蓉叶25克。

**操作** 上药晒干，共研极细末，过筛，装瓶备用。根据疼痛范围大小取药适量，用75%酒精调成糊状，敷于患处，2 ~ 3日1次。

方法 3 外敷法2

**处方** 大黄5份，黄药子3份，栀子、红花各1份。

**操作** 上药研末，以白酒或60%酒精调成糊状外敷患处，并用绷带固定，每日1次。本疗法适用于急性腰肌筋膜炎。

**方法④** 外敷法 3

黄柏30克，延胡索、木通各12克，白芷、羌活、独活、木香各9克，血竭3克。

**操作** 上药共研细末，取药末适量加水或蜂蜜调成糊状，摊在纱布或塑料纸上，厚约0.8厘米，敷于患处。每日1次。

**方法⑤** 外敷法 4

麝香风湿油或按摩乳适量，涂擦于腰部，可先揉擦1分钟，后用热敷灵或寒痛乐作局部热敷，促使药液渗透；也可先将伤湿止痛膏贴于痛点上，再将热敷灵放在膏药上进行热敷，这样效果更佳。每日1～2次，每次10分钟。

**方法⑥** 熏洗法

川乌、草乌、苍术、独活、桂枝、防风、艾叶、花椒、刘寄奴、红花、透骨草各10克。

**操作** 上药共研粗末，用纱布包扎好，加水2000毫升煎煮，趁热熏洗，或用药包熨揉患处。每次10分钟左右。

**方法⑦** 热敷法

**操作** 荨麻适量，用水煎小半盆擦洗腰部，用毛巾热敷，最好每晚擦洗热敷后盖棉被发汗。

④ 其他疗法

方法 **1** 盐水浴法

**操作** 在浴缸中加入食盐1~2千克，使水含盐量达到1%~1.5%，水温为38~40℃。此种高渗食盐溶液刺激，可使血管扩张，改善局部的血液循环。治疗时间每次10分钟，每日或隔日1次。

方法 **2** 坎离砂疗法

**操作** 将坎离砂用食醋调匀后装入袋内，在治疗部位垫上1~2层布垫，待坎离砂升温至45~50℃时，将其置于布垫上，上加棉垫包裹保温，如觉太热，可在坎离砂下面再垫几层布垫，注意不要烫伤。

方法 **3** 刮痧疗法

**处方** 脾俞、胃俞、肾俞、气海俞、关元俞、志室、委中、昆仑。

**操作** 用刮痧板在以上所选的穴位处由上而下进行刮拭，刮拭的顺序为：脾俞→胃俞→肾俞→气海俞→关元俞→志室→委中→昆仑。

以局部出现紫色瘀点为度，每日或隔日1次，每次10分钟左右。

方法 **4** 喷酒按摩法

**操作** 在整个腰部连续猛喷酒后，用两手掌交替上下按揉腰部，然后用掌推法推3分钟；再在脾俞、肾俞、气海俞、志室、环跳、委中等穴处连续猛喷酒后，用拇指逐一按压穴位。用掌根逐一行揉、压、搓法5分钟。

在两足心连续喷酒后，用双手交替按揉、掐捏足心，然后在涌泉穴处重点掐按，以有钝痛热感为宜，每次3分钟。

方法 **5** 功能锻炼

可做腰部风摆荷叶势及鲤鱼打挺势锻炼。

风摆荷叶势

① 两足微开站立，两手叉腰使躯干做前屈后伸活动，幅度由小到大，活动时腰肌要放松。（图2-108、图2-109）

② 两足微开站立，两手叉腰，躯干做左右侧屈活动，活动幅度由小到大，至最大限度为止，活动时腰肌也要放松。（图2-110）

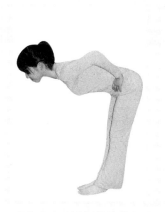 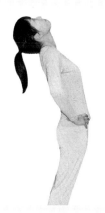 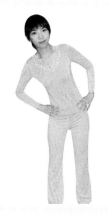

图 2-108 风摆荷叶势 1　　　图 2-109 风摆荷叶势 2　　　图 2-110 风摆荷叶势 3

鲤鱼打挺势

俯卧位，两腿伸直，两手贴在身侧，同时仰头后伸，双下肢伸直，使腰部尽量向上伸展。（图2-111）

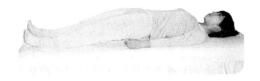

图 2-111 鲤鱼打挺势

# 七、棘上韧带撕裂腰痛的 10 分钟缓解术

棘上韧带撕裂是引起腰痛的常见原因之一，好发于青壮年，以体力劳动者多见。多由弯腰劳动时身体过度屈曲引起。伤后活动受限，起卧困难，痛苦较大。如不及时治疗或治疗不当，可转为棘上韧带炎。

棘上韧带为一条状纤维结缔组织，起自第7颈椎，止于第4腰椎，联系各棘突。由于腰部活动范围较大并且承受一定的压力，同时骶椎无活动性，因此棘上韧带的抵止位置处经常受到牵伸和挤压，容易造成损伤。尤其在弯腰搬取重物时，腰段的棘上韧带容易形成撕裂伤。

## （一）临床表现

多因弯腰活动中突然用力过猛或从事负重过大、不协调的弯腰劳动发病。伤后腰部出现剧烈疼痛，呈断裂感、针刺样疼痛或酸痛；弯腰受限，起卧困难。疼痛的部位多在下腰部的棘尖、棘间隙及其两侧。痛点比较固定，多局限于1~3个棘尖和棘间隙部位。患者往往活动或弯腰后症状加重，休息后症状减轻。检查时可在棘突顶点、棘间隙及其两侧发现局限性压痛点，患者也往往能指出痛点；部分患者伤处可触及损伤的韧带浮起，为慢性可触及条状剥离现象。

## （二）治疗方法

**1** 手法治疗

方法 **1** 揉法

以掌揉法及指揉法在患处反复施术；同时以拇指在指揉的基础上，弹拨骶棘肌，使局部软组织放松，疼痛缓解，约需10分钟。（图2-112、图2-113）

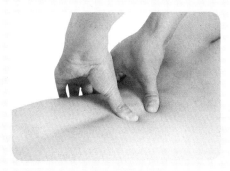 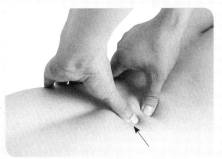

图 2-112 弹拨骶棘肌 1　　　　　图 2-113 弹拨骶棘肌 2

方法 **2** 扳法

先在患部做掌揉法5~7分钟，再施以后伸扳法。运用后伸扳法时，患者俯卧位，医者一手压住患者腰部，一手托住患者膝部扳起，两手配合用力，使患者腰部后伸，连续操作3次，使损伤的韧带充分放松。（图2-114）

图 2-114 后伸扳法

方法 **3** 屈髋摇腰法

使用本法之前，首先在患者的患部施用揉、按压等手法8分钟，使局部肌肉放松，缓解患者的疼痛；然后再行屈髋摇腰法。

施用屈髋摇腰法时，患者仰卧位，双膝屈曲并拢，医者一手扶住患者的臀部或足背部，另一手扶住患者双膝部，逆时针或顺时针方向边旋转边摇腰部，如此操作2分钟，使损伤处的软组织得到充分舒展。（图2-115）

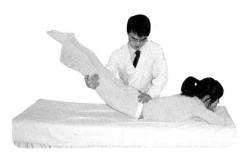

图 2-115 屈髋摇腰法

( 方法 **4** 抖法 )

以牵拉抖动法进行操作约10次。患者取俯卧位，助手压住患者的肩背部固定，医者双手分别握住患者的双侧踝部做牵拉动作，然后在牵拉的基础上进行幅度较大的抖动。（图2-116）

作本法之前可先在局部施用其他类型的放松手法，施术7分钟。

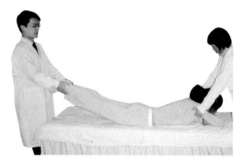

图 2-116 抖法

( 方法 **5** 理筋法 )

患者坐位，腰微屈，医者坐其身后，用右手拇指端左右分拨剥离其韧带，然后左手拇指按于损伤的韧带上端，向上推，做牵引，右手拇指面顺脊柱纵轴向上按压韧带，使其归位。对于急性损伤者分拨手法宜轻。

**2** 针灸治疗

( 方法 **1** 体针 )

处方　患病的棘突、棘突上、棘突下及棘突两旁。

操作　选用1～1.5寸毫针，直刺所选的部位，棘突两旁要微斜向椎体刺入。留针10分钟。

( 方法 **2** 腕踝针 )

处方　下5、下6。（图2-117、图2-118）

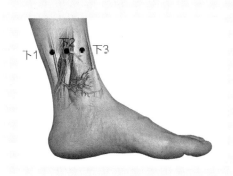

图 2-117 腕踝针 1

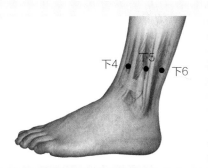

图 2-118 腕踝针 2

**操作** 局部皮肤消毒后，右手夹持针柄，另一手拉紧穴位处皮肤，针体与皮肤呈30°角，快速进针，不宜有酸、麻、胀、痛等感觉，以针下有松软感为宜。留针10分钟。腕踝针缓解疼痛效果良好。

**方法 ③ 耳穴压豆法**

**选穴** 腰骶椎、神门、肾上腺、皮质下、肝、肾。疼痛剧烈者加耳尖放血。（图2-119）

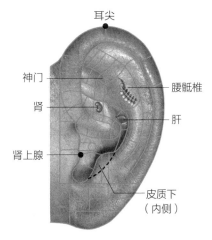

图 2-119 耳穴

**操作** 耳穴常规消毒，将胶布剪成5×5平方毫米大小的方块，中间置1粒王不留行籽，然后贴于所选定的耳穴上，每穴按压数次，两耳交替。嘱患者每日自行按压7～10次，每次10分钟，各穴轮流按压。注意不要让药丸在皮肤上滑动，以免擦伤皮肤。

方法 **4** 灸法：硫黄灸

操作　取硫黄若干，置容器中用文火加热熔化，倒入另一容器中，2～3毫米厚，晾干备用。患者取俯卧位，腹下垫一枕头，抬高腰脊，将1个5平方厘米大小的硫黄块，置于一张小纸中心，复压硫黄药块，点燃硫黄块，待其烧尽时，速用药棉将燃烧的硫黄压熨向患处，患者可产生瞬间疼痛，皮肤呈Ⅱ度烫伤。可涂紫药水，待其自然干瘪、结痂。

方法 **5** 足底按摩法

处方　脊柱（包括颈椎、胸椎、腰椎、骶骨）、肾脏、膀胱、甲状旁腺等反射区。（图2-120、图2-121）

操作　可选用单食指扣拳法，以食指第1指关节施力，用力按压以上穴位，使之产生热、胀、痛感，每穴反复操作2分钟左右。

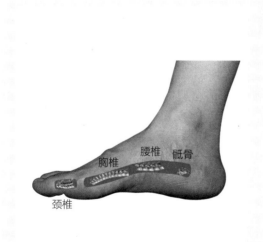

图 2-120 足部反射区 1

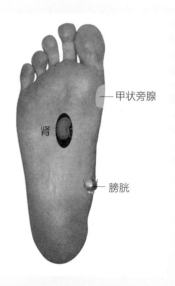

图 2-121 足部反射区 2

③ 药物治疗

方法 **1** 内服药

处方　三七散，有市售成药。

操作　三七散，每次5克，每日3次。

方法 **2** 内服药

处方　正骨紫金丹：当归、白芍、茯苓、莲子各100克，血竭、川红花、儿茶、丁香、广木香、熟大黄各50克，丹皮25克，甘草10克。

操作　共研细末，炼蜜为丸，10克每丸；或做成水丸，50粒约50克。每日3次，每次5克。

方法 **3** 药酒外搽法

处方　舒活酒（有成品出售）。

操作　用纱布蘸适量药酒搽于患处，然后作适当按摩，药酒可反复涂擦，每次10分钟左右为宜。

方法 **4** 外敷法

处方　三号接骨药：自然铜25克、蟹粉25克、骨碎补50克、血竭25克、儿茶50克、白及50克、木香25克、白芷5克、羌活15克、当归15克、血余炭15克、乳香15克。

操作　上药为末，水调为糊，敷于患处。日1次。

**方法⑤ 外敷法**

处方 散瘀消毒膏：生栀仁10克，白芷10克，生南星、生半夏、生川乌、生草乌、细辛、土鳖虫、制乳没、红花、当归尾各9克。

**方法⑥ 外敷法**

处方 黄柏30克，延胡索、木通各12克，白芷、羌活、独活、木香各9克，血竭3克。

操作 上药烘干后共研细末，用饴糖和开水拌匀成膏，摊于棉垫或纸上，敷于患处，外用绷带包扎，每日1次。

**方法⑦ 熏洗法**

处方 一号洗药：刘寄奴、益母草、红花、丹参、赤芍、桃仁、独活、苏木、五加皮、花椒各10克。

操作 上药共研粗末，用纱布包好，加水2000毫升煎煮，去渣，趁热熏洗或渐渍患处，每日2次，每次10分钟。

**方法⑧ 熏洗法**

处方 桂枝、川萆薢、伸筋草、乳香、没药、羌活、川牛膝、淫羊藿、补骨脂各10克，独活、透骨草各12克，川红花，川木瓜各6克。

操作 上药加水2000毫升煎煮，去渣，趁热熏蒸患处。

（方法 **9** 封闭疗法）

**操作** 对症状较重的患者，可采用本法。用2%普鲁卡因2毫升，泼尼松龙25毫克，局部封闭。

（方法 **10** 按摩乳外搽）

**操作** 将适量按摩乳涂在患处，用拇指或手掌进行按摩，反复揉擦，直至按摩乳吸收，约10分钟。通过按摩，可改善局部血液循环，使紧缩的韧带有所缓解。

**4** 其他疗法

（方法 **1** 蜡疗）

**操作** 采用纱布法。先用刷子在皮肤上涂一层石蜡，再将8～10层浸透蜡液的纱布敷于蜡层上，然后用胶布固定，外用绷带固定好，上面再覆以棉垫。每日1次，时间10～30分钟。（至蜡凉为止）

（方法 **2** 红外线疗法）

**操作** 暴露腰部，把红外线灯（市售）移至治疗部位的斜上方或旁侧，照射时灯距一般为30～50厘米左右，根据灯的功率大小随时调整。每次治疗10分钟左右，每日1～2次。

（方法 **3** 硫酸镁热敷）

**操作** 将50%硫酸镁溶液加热后，局部湿热敷，10分钟1次，每日可湿热敷2次。

也可采用热水袋热敷，每日2次，每次10分钟。

**方法 4** *磁疗*

 磁片贴敷法：将磁片用胶布或止痛膏贴敷在患处进行治疗。（图2-122）为了防止磁片表面粗糙刺伤皮肤，或汗渍影响磁片生锈，可在磁片与皮肤之间垫一层薄布。一般每日1次，每次10分钟。

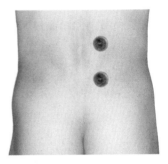

图 2-122 磁疗

**方法 5** *盐疗*

**操作** 浴池内放入温水，然后放一撮自然盐，浸泡全身；再取一把盐重点按摩患处，约5分钟；再用盐进行全身按摩，然后取一把盐再度按摩患处3分钟后，用水冲洗干净全身。每晚1次，可活血通络止痛。

**方法 6** *喷酒按摩法*

**操作** 先在整个腰部连续喷酒后，用手掌连续按摩，手法由轻到重，约3分钟。在患病的棘突及其周围连续喷酒后，用两手拇指重点按压、揉捏，手法宜轻柔，约5分钟。

在委中、昆仑、涌泉穴连续喷酒后，用拇指掐按穴位，以有酸胀感为宜，约2分钟。

**注意** 在上述治疗的同时，要尽量卧床休息，尤其应避免腰部的活动，以利于损伤组织的早期修复。

# 八、棘上韧带炎腰痛的 10 分钟缓解术

棘上韧带炎腰痛主要指棘上韧带的慢性劳损、变性和附着点骨化引起的腰背部酸痛不适的临床慢性病症。

棘上韧带在弯腰屈位时被绷紧，因此，长期从事弯腰工作，会使棘上韧带长期处于紧张状态，致使部分纤维形成慢性损伤；风寒、湿邪的侵袭，会造成棘上韧带的变性；老年人棘上韧带的退变，皆可致此类腰痛。此类腰痛还可继发于棘上韧带撕裂后未予有效的治疗，以及脊柱失稳性疾患，如腰椎间盘突出症、脊柱骨折等。

## （一）临床表现

弯腰屈曲位时腰背部的疼痛加重，疼痛常常局限于棘上韧带的某一点，休息后可减轻。局部无红肿，检查时棘上韧带处有压痛，部分患者的局部可触到纤维束在棘突上滑动，甚至出现剥离现象。

## （二）治疗方法

### 1 手法治疗

推拿对棘上韧带炎有较好的效果，优于其他疗法。但推拿治疗时间较长，如果配合热敷、理疗、火罐疗法，能缩短疗程。

**方法 1 掌揉法**

先用掌揉法在损伤部位反复揉动，掌揉时也可以放少许万花油之类的药物作为基质，局部产生温热感为度；7~8分钟后，采用后伸扳法，使患者腰部后伸，并逐渐增加后伸活动幅度，使棘上韧带充分松弛。在右手扳的同时，左手掌也可以在局部按揉，效果更好。

**方法 2** 掌根擦法

用掌根以局部为重点，反复揉动，使伤处产生烧灼样热感，反复8~9分钟。（图2-123）再行按腰扳腿法，患者俯卧，医者一手压住患者腰部，另一手扳动患者大腿，相互配合用力，使腰部及髋关节过伸。左右交替进行。（图2-124）

**方法 3** 抖法

先在患处用指揉法找准痛点反复施术，同时，也可采用拇指弹拨法（图2-125、图2-126）反复弹拨，二法各3~4分钟；然后采用牵拉抖动法，使韧带局部放松。

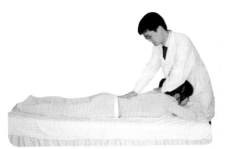

图 2-123 掌根擦法

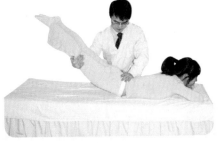

图 2-124 按腰扳腿法

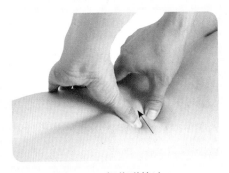

图 2-125 拇指弹拨法 1

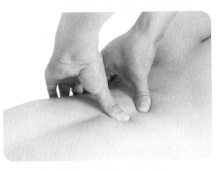

图 2-126 拇指弹拨法 2

方法 **4** 理筋法

患者俯卧位，医者在损伤处顺脊柱方向按压韧带，由上而下，反复5分钟。接着再行揉法及后伸扳法，5分钟结束。（图2-127）

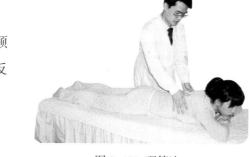

图 2-127 理筋法

**2** 针灸治疗

方法 **1** 体针

以痛为腧，选取损伤部位的压痛点。

**操作** 用26号2.5～7寸长针，沿损伤的韧带长轴选择最痛点进针，保持针的斜行走向，使针准确地刺入受损韧带，不提插捻转。进针后受损韧带产生酸胀等针感，留针10分钟。出针时，如患者针感突然加强，应暂停出针，直至针感再度减弱或消失。出针后可配合对局部进行揉按。

方法 **2** 灸法

疼痛部位。

**操作** 瘢痕灸：将枣核大小的艾炷置于灸点上，点燃，待皮肤灼痛不能忍受时，更换1炷，一般1～3炷即可引起灸点皮肤红肿，形成灸疮，灸疮结痂可自行脱落。（图2-128）

无瘢痕灸：以艾条熏烤灸点，每次10分钟左右，每日2次。（图2-129）

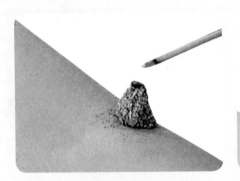

图 2-128 瘢痕灸

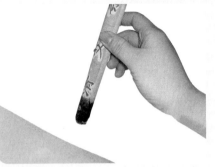

图 2-129 无瘢痕灸

**方法 3** 刺络拔罐法

**处方**　损伤部位

**操作**　先在损伤疼痛部位拔火罐5分钟，待局部充血后取下罐；用75%的酒精进行局部皮肤消毒，术者用消毒过的手拍打患处至患者感觉麻木，再用三棱针以痛点为中心迅速点刺；随即拔第二次罐，留罐5分钟后取下，擦去瘀血。三棱针及持针法见图2-130。

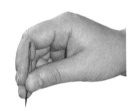

图 2-130 三棱针

**方法 4** 指压疗法

**处方**　肝俞、三焦俞、关元俞、肾俞、腰俞、委中、承山。

**操作**　用拇指尖端及指腹在所选的穴位上行揉、掐、弹等手法，每次可选用其中的2~3个穴位，每次按压10分钟左右。（图2-131）

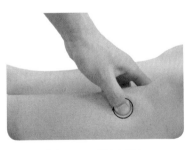

图 2-131 指压疗法

**方法 5** 足底按摩法

肾、输尿管、膀胱、脊柱、甲状旁腺、上下淋巴结等反射区。
（图2-132～图2-134）

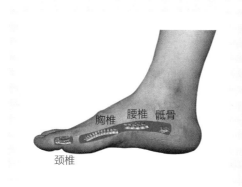

图 2-132 足部反射区 1

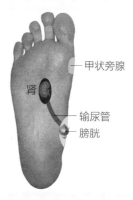

图 2-133 足部反射区 2

**操作** 上身淋巴结位于双脚外踝关节前下方凹陷中，下身淋巴结位于内踝关节前下方的凹陷中。本穴可采用拇食指扣拳法，着力点为食指第1指关节，拇指固定，以手腕用力。（图2-135）其他穴位可采用单食指扣拳法或推掌加压法。

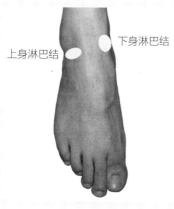

图 2-134 足部反射区 3

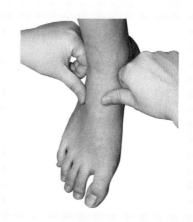

图 2-135 足底按摩法

方法 **6** 耳穴压豆法

处方 肝、肾、腰骶椎、上耳根、交感。（图2-136、图2-137）

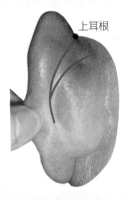

图 2-136 耳穴 1

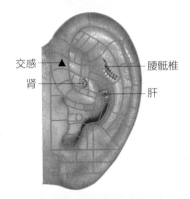

图 2-137 耳穴 2

操作 在（5×5）平方毫米的胶布上粘1粒王不留行籽，贴于以上耳穴上，按压数次后，嘱患者每日自行压数十次，3日后换贴另一耳穴。

方法 **7** 手部按摩法

处方 腰中（手背中指中线上，掌骨根处）、腰腿1（手背腕横纹前1.5寸，第2伸指肌腱桡侧）、腰腿2（手背小指与无名指掌骨基底部前陷中）。（图2-138）

操作 用拇指指尖掐按各穴至有酸胀感，反复施术，每穴3分钟左右，用力不要过猛。

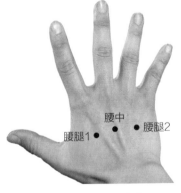

图 2-138 手部按摩点

**3** 药物治疗

**方法 1** 药酒内服

活络酒：当归、天麻、何首乌、防风、独活、牛膝、牡蛎、石斛、金银花各15克，川芎、秦艽、千年健各25克，续断、杜仲、泽泻、桑寄生、松节各20克，狗脊、川朴、桂枝、钻地风、甘草各10克。

**操作** 将上药泡入酒内，半月后即可口服。每日1～2次，每次30毫升。

**方法 2** 药酒外搽

**操作** 用市售舒活酒适量，涂于患部后，用指揉或掌揉法按摩10分钟，对损伤的局部，可起到活血化瘀、通经活络的作用。

**方法 3** 外敷法 1

三号旧伤药：续断5克、龙骨25克、牛角炭25克、紫荆皮25克、羌活15克、合欢皮15克、儿茶15克、白及20克、远志15克、自然铜5克、土鳖虫25克、骨碎补30克。

**操作** 上药为末，酒或醋调，敷于患处，每日1次。

**方法 4** 外敷法 2

黄柏40克、土鳖虫30克、栀子25克、紫草25克、乳香25克、没药25克、血竭20克、莪术20克、木香15克、红花15克。

**操作** 上药捣碎，浸泡于1000毫升50%酒精（或白酒）与2000毫升蒸馏水的混合液中，15～20天，将纱布用药液浸湿，贴敷于肿胀部位，覆盖塑料纸，用绷带固定。每日1次。

**方法 5** 熏洗法 1

处方 伸筋草9克、秦艽9克、钩藤9克、络石藤10克、独活9克、红花6克、海桐皮9克、当归9克、没药9克、乳香9克。

操作 上述药物水煎熏洗患处，每次10分钟左右。

**方法 6** 熏洗法 2

处方 归尾15克、川红花15克、赤芍15克、苏木15克、血竭15克、桂枝10克、黄芪15克。

操作 上药加水2000毫升煎煮，趁热熏洗。

**方法 7** 局部封闭

操作 用1%的普鲁卡因1.5毫升、醋酸氢化可的松0.5毫升作局部封闭治疗，每周1次。

**4 其他疗法**

**方法 1** 坎离砂疗法

操作 取适量坎离砂用食醋拌匀，装入袋内，用毛巾包裹，待温度升至45～50℃即可使用。治疗部位放上2层布垫，将坎离砂放于上面，再盖以棉垫，热敷10分钟。每日2次。

**方法 2** 泥疗

操作 取适量中层泥放入盆内，将泥加热到40～50℃，在胶布上铺成厚约3～6厘米的泥饼。先在治疗部位涂一层薄泥。然后将泥饼放上，包裹好，每次热敷10分钟左右。治疗完毕，用温水擦洗治疗部位至洁净。

**方法 ❸ 水疗**

操作 选取水温在40～41℃间的矿泉浴池，每次洗浴10分钟，1日1次。

**方法 ❹ 橡胶锤疗法**

操作 首先用橡胶锤沿督脉及脊柱两侧反复弹打，以腰部为重点，弹打5分钟。于肾俞、命门、腰阳关、委中、昆仑等穴进行弹打，每穴弹半分钟左右。最后在患病的局部反复弹打，约2分钟。

**方法 ❺ 红外线照射法**

操作 用红外线灯照射腰部，根据功率自调距离，以有温热感为宜。每日照射1～2次，每次10分钟。

**方法 ❻ 盐水浴**

操作 在浴缸中加入食盐1～2斤，使浴水含盐量达1～1.5%，水温40℃左右。将全身浸入，并用双手揉按患处，每日洗浴2次，每次10分钟。可扩张血管，改善局部血液循环。

**方法 ❼ 喷酒按摩法**

操作 在整个腰部连续猛喷酒后，以两手拇指或手掌连续揉按腰部；然后找准脊中、夹脊、命门、肾俞、腰俞等穴，连续喷酒后，逐一用轻、重、缓、急的手法按揉，约5分钟。

在患者的两足心连续猛喷酒后，用两手抓捏按揉，用掌根搓；然后用两拇指揉捏涌泉穴，以有钝痛热感向上传为宜。约3分钟。

在患者的委中穴连续喷酒后，先用两手掌根交替搓压；然后用两拇指用力交替按揉；最后选承扶至殷门穴一线，连续猛喷酒，再连续用两手抓捏、按揉、拍打，约2分钟。

**方法 8** 气功疗法：松静功

**①** 四面放松法

①前面放松：自面部开始，依次为颈部前面、胸部、上腹部、少腹部、两大腿前面、两膝、两小腿前面、两足背，止于两足十趾。

②后面放松：自头部后侧开始，依次为枕部、项部、背部、腰部、两大腿后面、腘窝、两小腿后面，终于两脚跟部。

③左右两侧放松：自头侧面开始，依次为耳颞部、颈部两侧、两肩、两上臂、两肘、两腕、两手十指，意守1～2分钟后继续放松，自两腋、两季胁部、腰部两侧、两大腿外侧、两小腿外侧、两足，止于两足十趾。

④中线放松：自百会开始，依次为脑正中、咽喉、胸正中、上腹正中、脐后肾前、会阴、两大腿内侧面、两小腿内侧面，止于两足涌泉。

**②** 局部放松法

在四面放松法的基础上，意念腰部放松，3～5分钟。

**③** 整体放松法

将整个身体作为一个部位，默念放松。

①从头到足笼统地、似水倾头流泻式向下默想放松。

②整个身体笼统地向外默想放松。

练此功法，可取坐式或卧式，每日练3次，每次10分钟，配合意守涌泉穴3分钟。

# 九、肥大性脊柱炎腰痛的 10 分钟缓解术

肥大性脊柱炎为一种慢性骨关节病，又称退行性脊柱炎、增生性脊柱炎、椎

骨性关节炎，为人到中年以后易发生的一种慢性退行性脊柱病变。本病是因椎间盘发生退行性改变后，椎体边缘或后关节发生骨质增生，压迫或刺激软组织所引起的疾病。一般常累及经常负重和活动范围较大的脊椎，以颈椎和腰椎发病较多。

关于骨质增生的原因，目前有多种解释。

有人认为在日常生活中，脊柱经常不断地承受着各种不同形式的压力，凹侧受压力较大。年龄越大，脊柱受压的时期也越长，因而凹侧的椎体容易发生骨质增生。如脊柱侧弯者，骨刺易发生于病理侧弯的凹侧部位。另外，当椎体两端所受的压力过大，超过其所承受的范围，也可发生骨刺。老年性骨松变，减弱了椎体对压力的抵抗，也可发生骨质增生。

有的人认为脊柱有内外平衡，内平衡由椎间盘、后关节、椎周韧带来维持；外平衡由脊柱前、后、侧方的肌群来维持。在正常情况下，无论脊柱向哪个方向活动，都能保持相对平衡，但如果外伤、退变，破坏了原椎间力的平衡，也就引起了外平衡的相应变化。如不及时恢复原椎间力的平衡，人体为建立和维持新的椎间力的平衡，稳定脊柱，就会产生骨质增生。还有几种解释，在此不加赘述。

根据多数人的观点，骨刺来源于椎体，而不是韧带，普遍认为椎间盘变性是产生骨刺的内在因素。

## （一）临床表现

患者多在40岁以上，男性多于女性。早期主要表现为腰痛或腰部僵硬发板。腰痛的特点为"休息痛"，晨起时症状重，起床后适当活动反而减轻。劳累后或久坐及体位不当时症状加重。有些患者夜间睡觉翻身困难，腰部有断裂感，或伴有臀部、大腿扩散痛，但无定位性神经根放射痛。因外伤、受寒或过度劳累等原因，疼痛可加重，腰活动受限，持续数日或数周。

检查发现腰椎生理前凸减少或消失，弯腰受限。腰骶部有广泛性压痛，但不明显，严重者腰肌痉挛。直腿抬高轻度或中等度受限。X线检查可见椎体边缘骨质增生，椎间隙变窄。

## （二）治疗方法

**1** 手法治疗

方法**1** 推抚法

采用离心性推抚法，由上而下沿脊柱进行推抚；或者采用双掌合推法，左手紧贴患者皮肤，右手掌压在左手背上进行推抚，此类作用力较大，对本病效果较好，用此法可反复操作7分钟（图2-139、图2-140）；然后再于腰部施以散法2分钟。

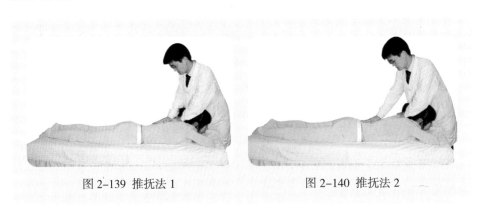

图 2-139 推抚法 1　　　　　　　　　　图 2-140 推抚法 2

方法**2** 膊运法

采用本法在背腰部连续做环形或半环形揉动，反复施术7分钟；再于腰背部施以擦法（掌侧擦法），从上往下在脊柱及棘突两侧快速施术3分钟。（图2-141）

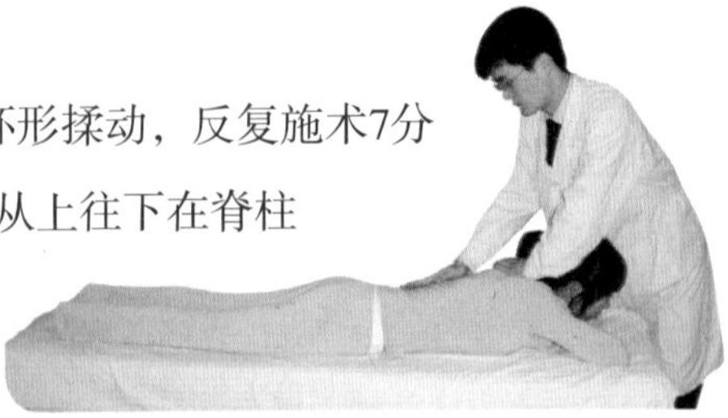

方法**3** 拐肘压法

图 2-141 掌侧擦法

用拐肘沿棘突两侧及棘突间隙反复按压5分钟，再结合双掌拍打法拍打5分钟。拍打时用双手掌在腰部和双下肢疼痛部位上施术，手法要轻柔。（图2-142、图2-143）

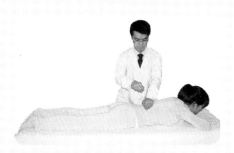

图 2–142 拍打法 1

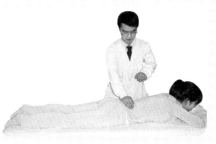

图 2–143 拍打法 2

方法 **4** 揉法

在患者腰背疼痛的部位上进行来回反复地揉动，时间为5～6分钟，再用双手掌在腰部及腿部施以散法作快速揉捻动作。

方法 **5** 分筋法

患者取坐位，医者用拇指在其腰背疼痛的位置上与沿肌纤维垂直的方向来回地施用弹拨手法，反复施术3～5分钟；然后再施以点穴疗法，点按肾俞、环跳、殷门、承山、委中、昆仑、太溪等穴5分钟左右。（图2–144）

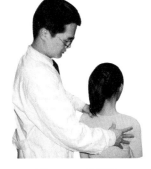

图 2–144 分筋法

方法 **6** 扳法

首先在患者腰腿部施以揉法、揉法8分钟，再用本法，可选按腰扳肩法治疗。患者取俯卧位，医者一手按压住患者的腰部，另一手扳动患者的肩部，一压一扳，相互配合用力，使患者腰部软组织扭转，左右侧交替进行。（图2–145）

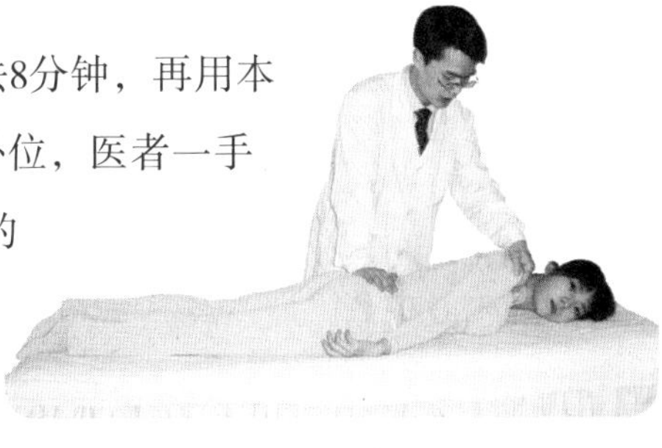

图 2–145 扳法

### ② 针灸治疗

**方法 1 体针**

**处方** 腰夹脊、命门、肾俞、委中、太冲。

**操作** 取1~1.5寸毫针，局部皮肤常规消毒后，针刺上穴。中等刺激，提插捻转20秒后，留针10分钟左右。

**方法 2 灸法**

**操作** 将艾绒捻成馒头样（1个约60克）的艾团备用，取腰椎增生的部位，上放1个厚1.5厘米略大于艾团的泥饼（以黏土和醋调成），点燃艾团移至泥饼中央，以患者感到温热舒适为度。每日1次，每次每个部位1~2个艾团。（图2-146）

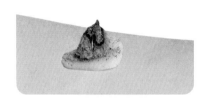

图 2-146 灸法

**方法 3 放血拔罐法**

**操作** 用三棱针在脊柱两侧点刺，深约0.5厘米，挤出少量血液；后加拔火罐，留罐5分钟；去罐后按摩局部，腰部做旋转弯曲活动。

**方法 4 耳穴压豆法**

**处方** 腰椎、骶椎、肝、肾、神门。

**操作** 将伤湿止痛膏剪成5毫米×5毫米的小块，中央贴1粒王不留行籽。穴位常规消毒后，将贴药的伤湿止痛膏小块贴于穴位上，按压数次，嘱患者每日按压10次，每次10分钟。

方法 **5** 足底按摩法

腰椎、骶骨、肾、输尿管、膀胱、膝、肝、脾、甲状腺、甲状旁腺、肾上腺等反射区。（图2-147～图2-150）

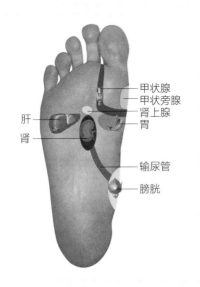
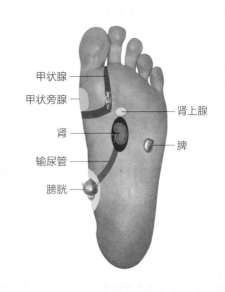

图 2-147 足部反射区 1　　　　　图 2-148 足部反射区 2

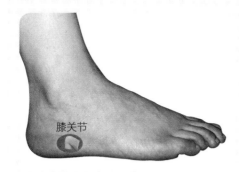
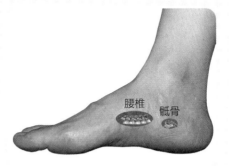

图 2-149 足部反射区 3　　　　　图 2-150 足部反射区 4

 操作

肾上腺、肾反射区可采用握足扣指法；腰椎反射区可用推掌加压法；其余反射区可用单食指扣拳法，各穴轮流按摩，约10分钟，每日2次。

③ 药物治疗

方法 ❶ 内服药

**处方** 熟地24克，骨碎补、狗脊、木瓜、丹参各18克，淫羊藿、五加皮、甘草各10克，杭白芍30克，柴胡7克。剧痛不休加没药，偏寒加桂枝、附子，偏热加忍冬藤。

**操作** 上药共煎，早晚各1服。

方法 ❷ 药酒内服 1

**处方** 虎骨木瓜酒：虎骨30克、川芎30克、当归30克、续断30克、玉竹60克、五加皮30克、天麻30克、川红花30克、牛膝30克、香橼30克、白茄根30克、秦艽150克、桑寄生120克、松节60克、佛手45克、防风15克、细辛15克、木瓜90克。

**操作** 上药泡入白酒7.5升，加冰糖1千克，浸3～4周即可。每日服1～2次，根据酒量大小酌情增减。冬天服用较为适宜。

方法 ❸ 药酒内服 2

**处方** 威灵仙、透骨草、杜仲、怀牛膝、穿山甲、丹参、白芥子、淫羊藿各30克。

**操作** 上药放于玻璃瓶中，加入白酒2升，密封15天，每次服用15～20毫升，每日3次。

方法 ❹ 外敷法 1

**处方** 青风藤、海风藤、羌活、独活、藤黄、木瓜、麻黄、当归、川芎、生川乌、生草乌、蜈蚣、土鳖虫、补骨脂、杜仲、牛膝各适量。

**操作** 将上药研为细末，敷于患处。

**方法⑤** 外敷法2

 乌梢蛇、细辛各10克，白花蛇1条，皂角刺、透骨草、穿山甲、生乳香、生没药、杜仲、威灵仙、淫羊藿各15克，五灵脂20克，生川乌、生草乌各9克。

 **操作** 上药共研细末，用陈醋或米醋（局部疼痛发冷者可用白酒或黄酒）调成糊状，敷于患处，以胶布或纱布固定。

**方法⑥** 穴位贴敷法

 增生散：田七、白花蛇、自然铜、威灵仙、寒水石、滑石、乳香、没药。

 **操作** 上药共研细末，白酒调成糊状，贴于患病腰椎部（腰夹脊穴），外用筋骨宁膏将药覆盖，以周围不漏药为佳，每日1次。

**方法⑦** 熏洗法

 羌活、当归、乌梅、炒艾叶、五加皮、防风、炙川乌、蜈蚣、木通、萆薢、川椒各30克，生姜150克（捣烂）。

**操作** 诸药用纱布包裹后，放入大小适中的搪瓷盆中，加冷水（约盆容积的2/3）后，置火上煮沸，约5分钟离火，趁热熏蒸患部，并轻轻揉按患部，每日1～2次，每次10分钟。

④ 其他疗法

方法 **1** 蜡疗

**操作** 蜡饼法：将已熔解的石蜡倒入治疗部位大小适宜的浅盘里，厚约2厘米，待自然冷却后放于胶布上，然后敷于腰部，外用棉垫包裹保温。每次热敷10分钟，每日2～3次。

方法 **2** 水浴法

**操作** 浴缸内放入热水，水温以能耐受为度，然后将全身浸入水中，并用双手按摩腰部，每次10分钟。

方法 **3** 坎离砂疗法

**操作** 用食醋将坎离砂拌匀至潮湿，装于袋中，用毛巾裹包，待温度升至45～50℃时敷于治疗部位，治疗时坎离砂温度会逐渐上升，如超过允许温度时，可在砂袋下加布垫。每日2次，每次10分钟左右。

方法 **4** 橡胶锤疗法

**操作** 首先用橡胶锤弹打督脉和脊柱两旁；再重点弹打腰椎1～5两侧及督脉；再弹打腰部压痛点、下肢后侧弹打线、肾俞、腰阳关、足三里、悬钟、太溪等穴。
每次弹打10分钟，每日2～3次。

方法 **5** 刮痧疗法

**处方** 主穴：大椎、大杼、膏肓俞、神堂。配穴：腰夹脊、肾俞、命门、委中、足三里、阳陵泉、太溪。

**操作** 首先刮拭主穴，用泻法刮至出现紫色疬瘩，配合刮拭配穴2～3分钟，并嘱患者活动腰部。每日1次。

### 方法6 喷酒按摩法

**操作** 在患者整个腰部连续喷酒后，用两拇指按揉，手法由轻至重，约3分钟。在腰夹脊、肾俞、命门穴处连续喷酒后，用两拇指用力揉按，约3分钟。在患者两下肢后侧连续喷酒后，连续上下反复按揉、抓捏，约2分钟。在患者两足心连续猛喷酒后，用两手拇指按揉、抓捏，然后重点揉捏涌泉穴，由轻到重，有钝痛热感向上为宜，约2分钟。

### 方法7 气功疗法：铜锤功

① 正身直立，两脚同肩宽，两臂左右分开，与身体成45°，呼吸自然，意守丹田、入静，静练半小时后练下式。练此势可以松弛全身肌肉韧带，为下式打基础。

② 立势如上，脚掌前半部垫高3～6厘米的石块，脚跟着地，两膝挺直；两手拇、食指分开向下，余三指朝外上微微翘起，直撑开，稍用力而松，头正项竖，虚领顶颈，百会穴悬空；松腰垂肩与脊柱及头顶成垂直线，意守命门；呼气时放松，吸气时气贯丹田。
收功时两手掌平行做相对的上举下放动作。练此式时间可由少到多，逐渐增加。收功后脚心发麻，可弯曲膝关节数下，甩手10余次，再做前后左右弯腰5次，再接练下式。

③ 双手指交叉上举过头，手心朝天，用力上托，两肩上耸；两脚前后分开，前弓后箭，使两腰部发胀，痛区有舒适感；意守丹田，深吸气，贯于命门及肾俞穴，稍停数秒，呼气自然放松；最后辅以压

腿，即一腿站立，一腿搁于桌面，两腿成直角，身体向前下压，要求头部与腿部接触，以牵引腘韧带，反复做5~6次。调换腿后重复上述动作，后以下蹲起立7~10次收功。

## 方法 **8** 足部功法

脊背正直靠墙，伸展两足和脚趾，调息入静，从头上引气下行，用意念送气，达到两足的十趾和足心。可反复21次，至足心及足趾受气为止。

## 方法 **9** 捶震法

将生豆（黄豆或豌豆）300~400克用双层布紧紧包住，使成锤状，即是豆锤。患者面对椅背骑在椅子上，双手扶稳椅背，掀开上衣，暴露腰骶部。痛区多捶、重捶，每捶用力要稳，捶下后稍加揉按，再提起捶第二次，宛如用毛笔写逗点状用力。每次捶震治疗时，先轻后重，以患者能忍受为限度。体弱者宜轻捶。

每日或隔日治疗1次，每次锤震300~600下，连续3周。此法借豆锤捶下时的冲击力和豆的弹力作用于肌肤深部，能促进血液循环，改善椎间韧带的弹性，对肥大性脊柱炎疗效显著。

## 方法 **10** 运动疗法

肥大性脊柱炎的患者应经常进行腰部活动锻炼，一般来说均不可卧床。运动可改善血液循环，增强腰背及腹肌张力、韧带及关节囊的弹性，以及腰部各关节的灵活性。运动的方法较多，以活动量不太大为宜，太极拳可作为首选方法。

Chapter

{ 3 }

第三章

# 常见腰腿痛
# 缓解术

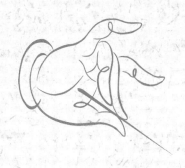

# 一、坐骨神经痛的 10 分钟缓解术

坐骨神经痛在腰腿痛的疾病中极为常见，但是，坐骨神经痛是一种症状，并非单一疾病。其症状之所以发生，多是因为骶尾神经、神经根或坐骨神经在走行方向上直接受累，或是因某种周围组织受刺激而引起反射性疼痛。据研究表明，几乎80%的坐骨神经痛与腰椎间盘突出症有关系，而原发性坐骨神经炎、神经根炎即风湿性坐骨神经炎临床极为少见。

## （一）临床表现

坐骨神经痛多见于成年人，以单侧发病为多。其中根性坐骨神经痛发病较急，首先出现腰部疼痛，可有腰部扭、挫伤史。疼痛性质为典型的烧灼样或刀割样疼痛，阵发性加剧，夜间重。疼痛沿坐骨神经的走行分布，即自腰部向一侧臀部、大腿后侧、腘窝、小腿外侧和足背部放射。腹内压增加时疼痛加剧。为减轻疼痛，患者常有特殊的姿势，如睡时喜健侧卧位，患肢屈曲；起床时患侧下肢首先屈曲；坐下时健侧臀部先着椅；站立时身体重心移在健侧等。

检查时可以发现部分患者脊柱侧弯向患侧，直腿抬高试验患侧可出现阳性，有些患者小腿外侧及足背部皮肤感觉减退。在干性坐骨神经痛的病例中，患者多数起床时坐起较慢。疼痛从臀部开始，沿坐骨神经的通路分布，并有根性坐骨神经痛的特殊姿势。检查时可见几个坐骨神经走行线路上的明显压痛点：坐骨结节与大粗隆连线的中点、腘窝中心、腓骨小头之下及外踝后侧。同时肌肉压痛点以腓肠肌中点最为明显。小腿外侧及足背皮肤感觉障碍比根性坐骨神经痛更为明显，可同时伴有肌肉萎缩。

## （二）治疗方法

**1** 手法治疗

方法**1** 拐肘压法

医者以肘关节着力，沿患者患侧坐骨神经分布区自上而下施以压迫；环跳、承扶、委中、足三里、悬钟等穴位须停留压迫片刻。（图3-1）此法为治疗此病的主要手法，可反复操作9分钟；再以抖法反复抖动3～5遍结束。

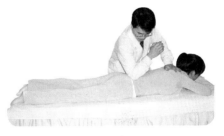

图3-1　肘压法

方法**2** 叩打法

先在患侧下肢自上而下施以推抚法10～15次，再用本法。可用掌叩（图3-2）和切击（图3-3）结合，用力叩打患者的腰骶部、臀部、小腿后外侧等部位，反复操作7～8分钟。

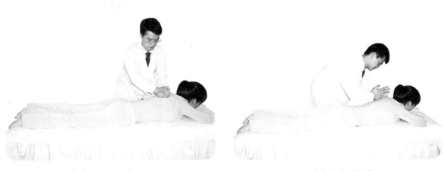

图3-2　掌叩　　　　　　　　　　　　　图3-3　切击

**方法 ③ 弹拨法**

拇指弹拨法和肘拨法二法灵活运用，分别在环跳、承扶、殷门、委中、承山、足三里、悬钟、昆仑等穴位进行弹拨，可明显减轻疼痛症状；再采用下肢牵拉法、抖法，反复操作2～3遍，共10分钟。（图3-4～图3-6）

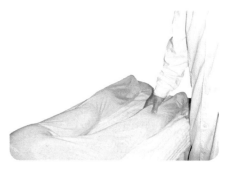

图 3-4　拇指弹拨法

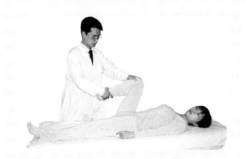

图 3-5　下肢牵拉法 1

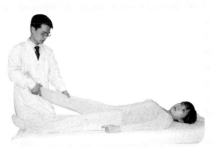

图 3-6　下肢牵拉法 2

**方法 ④ 掌揉法**

医者以右手掌根部着力，在患者患肢后侧和外侧做环形揉动，反复操作8分钟。此法可松弛肌肉、缓解疼痛。再配合摇髋法治疗2分钟，以助疗效。（图3-7～图3-9）

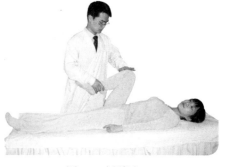

图 3-7　摇髋法 1

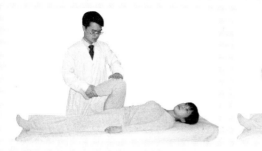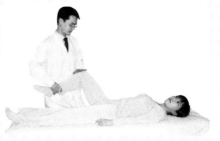

图 3-8 摇髋法 2 　　　　　　　　　图 3-9 摇髋法 3

## ② 针灸疗法

**方法①　腕踝针法**

**处方** 下5（位于手腕外侧面中央，靠腓骨后缘，在骨缘与邻近腓骨长肌腱所形成的浅沟处）、下6（靠跟腱外缘）。进针点下6应用较多。

**操作** 局部穴位消毒后，取4厘米长30~32号毫针，自下而上，针尖与皮肤呈30°角刺入穴内，不要求出现酸、麻、胀、重、痛的得气感，留针10分钟左右，每日1次。

**方法②　灸法**

**处方** 夹脊、秩边、环跳、委中、腰阳关、阳陵泉、承山、悬钟。

**操作** 将鲜姜切成5分硬币厚的片，艾绒制成圆锥形，高约1厘米。将姜片放于穴位上，艾炷放于姜片上，点燃艾炷，每穴灸3~5壮，每日施灸1~2次，每次10分钟左右。

**方法③　拔罐法**

**处方** 寒湿型取命门、腰阳关、环跳、肾俞、关元俞。瘀血阻滞型取肾俞、膈俞、关元俞、委中。

**操作** 患者俯卧，医者取陶罐或玻璃罐以闪火法拔于其穴位，留罐5~10分钟。

（方法 **4** 耳穴压豆法）

**处方** 坐骨神经、神门、肾、肾上腺。急性坐骨神经痛加耳尖放血，皮质下压豆；外伤瘀血者加肝。（图3-10）

**操作** 每次选3~5穴。将王不留行籽或白芥子置于5毫米×5毫米的胶布中间，对准耳穴贴压，按揉片刻后嘱患者自行按压，每日7~10次，每次每穴2分钟。3~5日一换。

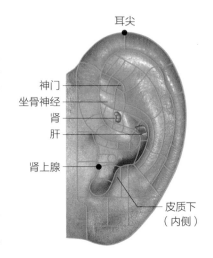

图 3-10 耳穴

（方法 **5** 足底按摩法）

**处方** 坐骨神经、腰椎、骶骨、膝关节、肾、脾等反射区。（图3-11~图3-15）

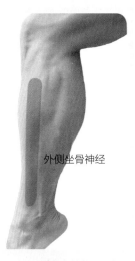

图 3-11 下肢外侧坐骨
神经反射区

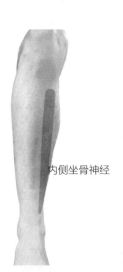

图 3-12 下肢内侧坐骨
神经反射区

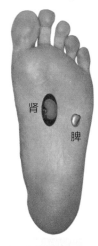

图 3-13 足部反射区 1

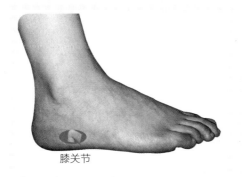

膝关节

图 3-14 足部反射区 2

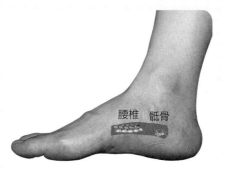

腰椎　骶骨

图 3-15 足部反射区 3

**操作** 坐骨神经采用拇指推掌法，其余穴位可采用单食指叩拳法，每穴按摩1～2分钟。（图3-16、图3-17）

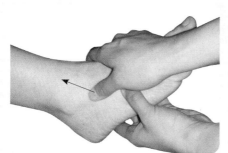

图 3-16 拇指推掌法 1

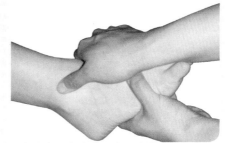

图 3-17 拇指推掌法 2

方法 **6** 点穴疗法

**操作** 患者取俯卧或侧卧位，医者以拇指指腹分别在患者阴谷、中都穴上施行压、揉、推等手法，以患者感觉胀、重、酸、痛为度，持续8～9分钟，然后再指压腰臀部痛点1～2分钟。急性者1日1次，慢性者可隔日1次。

**方法 7 点穴疗法**

**操作**　患者俯卧位，医者以按压法寻找痛点、痛线及痛区。取跟腱、浮郄、承山、委中、承扶、环跳、腰眼、关元俞，点刺手法宜重，次数宜多，按压痛点、痛线及紧张肌肉5～10遍，以解痉止痛；对麻木、乏力者，用中度手法，在趾甲根、太冲、丘墟、解溪、漏谷、阳交等处点刺。（图3-18～图3-22）

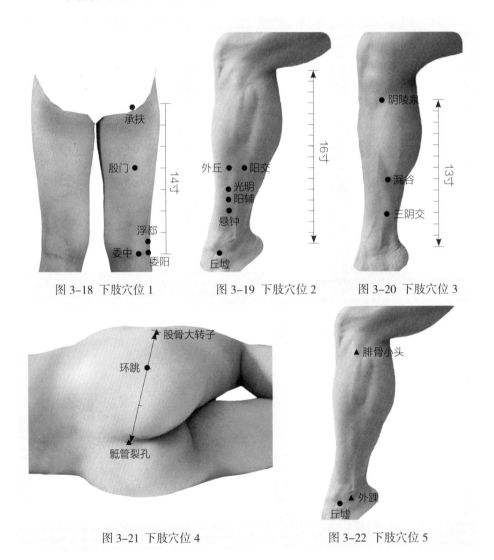

图 3-18 下肢穴位 1　　　图 3-19 下肢穴位 2　　　图 3-20 下肢穴位 3

图 3-21 下肢穴位 4　　　　　图 3-22 下肢穴位 5

③ 药物治疗

方法 **1** 药酒内服

**处方** 当归、天麻、何首乌、防风、独活、牛膝、牡蛎、石斛、金银花各3克，川芎、秦艽、千年健各10克，续断、杜仲、泽泻、桑寄生、松节各20克，狗脊、川朴、桂枝、钻地风、甘草各10克。

**操作** 将上药泡入酒中，每日饮1~2次，每次最多30毫升。

方法 **2** 药酒外搽

**处方** 羌活、独活、威灵仙、细辛、麻黄、红花、当归、大黄、苍术、白术、五灵脂、续断、骨碎补、血竭、白芍、川乌、草乌、南星、五加皮、防风、鸡血藤、牛膝、云苓、萆薢、海桐皮各等量。

**操作** 将上药泡入酒中，4周后即成。用时取适量外搽患处，切不可内服。

方法 **3** 熏洗法

**处方** 当归20克、川芎60克、牛膝60克、红花30克、苏木100克、续断100克、狗脊100克、防风100克、独活100克、羌活100克、乌蛇60克、鸡血藤150克、制乳香20克、制没药20克、血竭60克、儿茶60克。

**操作** 上药水煎适量，浴身，水温40~50℃，洗浴10分钟左右，每日1次。

方法 **4** 熏洗法

**处方** 水蓼500克。

**操作** 上药煎沸数分钟后，将药液、药渣同倒入坛子内，坛口对准痛处熏，至药温降低为止，一般10分钟左右。1日1次。

**方法 5** 外敷法

处方 鲜生姜自然汁500克，明亮水胶120克，肉桂、细辛末适量。

操作 上药用文火同煎成稀膏，摊涂布上，用时将研细末的肉桂、细辛掺于膏中，外敷环跳、委中、承山3穴，每日1次。

**方法 6** 外敷法

处方 干姜60克、干辣椒30克、乌头20克、木瓜25克。

操作 上药加水2000毫升，煮30~40分钟，趁热熏，水温后以纱布蘸药涂于患部，反复2~3次，1日2次。

**方法 7** 外敷法

处方 生乌头150克。

操作 上药加醋磨成糊状，入砂锅内熬至酱色为度（100℃约2分钟），摊于布上厚约0.5厘米，贴敷痛处，每日1次。

**方法 8** 外擦法

处方 小红辣椒25克、粮食白酒500克。

操作 将小红辣椒浸泡在酒中，一天后用以擦抹患部，每日2~3次，每次10分钟左右。

**方法 9** 热敷法

操作 将食用粒盐1000克炒热，放进小布袋内，在腰骶或环跳穴等处反复热熨，若变凉再炒热，反复热熨10分钟左右。

**方法⑩ 荨麻煎外擦**

**操作** 取适量的荨麻煎水后擦洗患处，再用毛巾热敷。

**④ 其他疗法**

**方法① 坎离砂疗法**

**操作** 将适量市售坎离砂倒入盆内，用食醋拌匀至全部潮湿，然后分装于3～4个袋中，用毛巾裹好，分别放在腰部、臀部、大腿后侧、小腿后侧等疼痛部位，每日治疗2～3次，每次10分钟。

**方法② 刮痧疗法**

主要刮拭穴位：大椎、大杼、膏肓、神堂。配合刮拭穴位：环跳、秩边、殷门、阳陵泉、上髎、委中、承山、腰4～5夹脊。

**操作** 首先以刮痧板刮拭主要穴位，至出现紫色疙瘩，再刮拭配合穴位。每次10分钟左右，每日1次。

**方法③ 喷酒按摩法**

① 在患者的整个腰部连续猛喷酒后，用两手掌交替旋摩，手法自然轻缓，约1分钟；后根据患者的疼痛部位，以轻、重、缓、急、变换的手法反复用拇指按揉，约3分钟。

② 在患者的大腿前侧和小腿前侧连续猛喷酒，以轻、重、缓、急的手法交替抓捏、按捏、拍打，约2分钟。

③ 在患者的大腿和小腿后侧一顺线连续猛喷酒后，连续上下反复按揉、抓捏，约2分钟。

④ 在患者的两脚心连续猛喷酒后，用两拇指按揉、抓捏；然后以由轻到重的手法重点揉捏涌泉穴，有钝痛热感向上为宜，约2分钟。

⑤ 选患者的次髎、环跳、承扶、委中、阳陵泉、绝骨、昆仑等穴连续猛喷酒后，逐穴向下按揉，约2分钟。

也可以自我喷酒按摩。

## 方法 4　橡胶锤疗法

① 取脊柱两侧部位弹打。重点弹打腰椎、骶椎两侧和患侧压痛点。

② 取患侧下肢后侧线、外侧线及肾俞、环跳、委中、承山、阳陵泉、昆仑、丘墟等穴弹打。

③ 治疗时患者取卧位或侧卧位，用较重手法弹打其腰部及下肢穴位。每天治疗2次，每次10分钟左右。

## 方法 5　气功疗法（壮腰健肾功）

**1** 早上起床后和晚上睡前，每次操作10分钟。取坐位，解衣宽带，两手平放于大腿中间，十指向前，两足平行，同肩宽，两唇自然闭合，舌尖自然舐上腭，闭目内视百会穴与会阴穴、脐穴与命门穴的连线交点，待神气欲定后，开始行动。

**2** 左手在前，扶于脐穴处，右手在后扶于命门穴，右脚心放于左脚背上，两腿交叉，右脚小趾尖向前与左脚二趾相对，继而左手先由内向外螺旋式左转（即从左向上开始转向左边），右手亦同方向旋转，然后换手，右手在前，左手在后，再由外向内螺旋式右转（与前转方向相反），同时右脚自由地在左脚背上往返轻搓，两手相换后，两脚也同时相换，继而左脚自由地在右脚背上往返轻搓。手在前腹按摩的范围上不过胃口，下不过交骨；在背后按摩的范围上不过夹脊，下不过尾闾。左右换手后，手心回至脐穴与命门穴为一度。恢复原状，用意识导引全身放松，从头至足行3遍。

**3** 两手相搓后，把手贴于面部（两手小指低于鼻梁）下搓，掌心至下颌时，两手相分由两颊上搓，使两小指会于印堂，搓3遍；然后两中指轻按祖窍（两眼之间，即山根），由祖窍轻按上行过印堂，两手相分至太阳，循四白至祖窍，继而循鼻旁下行，左手中指从人中经右地仓环口达于承浆，右中指从人中经左地仓环口达于承浆（道家称为闭天门），搓3遍收功。

## 方法 6 气功疗法（太湖拖带功）

两脚前后站立，双手如抱球置于一侧，身体向后仰，后下肢为支点，前下肢为虚步，同时吸气；身体向前倾，双手如抱球推至正前方，同时呼气，连做16次。双手置于另一侧，如上法重复操做。共交换做2～4次，每次3分钟左右，共10分钟。

## 方法 7 气功疗法（太湖展翅功）

一脚站立，一脚平搁在栏杆或凳上。两上肢展开，交互用手接触脚尖。配合呼吸，触脚尖时呼，展开时吸，如此做15～20次。换另一脚如法照做，每次10分钟左右。

## 方法 8 运气按压法

采用运气按压、点揉、推摩、振颤等手法。

运气按揉法 ➤ 患者取俯卧位，医者侧立，运气后先按揉其腰骶、臀部，再沿下肢后外侧自上而下反复操作6～12遍，以舒经活络。

运气振颤法 ▶ 患者侧卧位，医者立于其背侧靠臀部处，沿下肢后侧行振颤法5～7遍。此法有疏通气血、镇静止痛作用。

运气推摩法 ▶ 医者以右手掌根着力，在患者患肢后侧和外侧行运气推摩法，反复操作6～12遍。此法有松弛肌筋、缓解疼痛的作用。

方法 **9** *足部功法*

假如左腿患病，患者坐在平凳上，调息，静心，以左脚盘在右膝上，左手托脚跟，右手扳脚尖，头转向左侧。右腿患病方法同前，方向相反，用力扳。每日可作10分钟。

## 二、梨状肌损伤腰痛的 10 分钟缓解术

梨状肌损伤又称梨状肌综合征，是由于梨状肌刺激或压迫坐骨神经而引起的臀腿痛，是临床引起干性坐骨神经痛的最常见原因之一。

梨状肌为一块臀部深层的小肌肉，外形似梨状。起始于2～4骶椎的前面，通过坐骨大孔进入臀部，形成狭细的抵止腱，止于股骨大转子。功能上主要参与大腿的外旋。但是，由于其所处的解剖位置十分重要，临床上损伤的可能性较大。梨状肌可因某些剧烈或不协调的运动而形成急性损伤，尤其在下肢外展、外旋再由蹲位突然变直立位时，下肢负重内收，可使梨状肌拉长或过牵而损伤。慢性操作主要是由于急性梨状肌损伤未治愈，或因某种姿势使梨状肌经常处于紧张牵拉状态，造成肌束增厚、硬化相粘连等。由于梨状肌的急慢性损伤，使得该肌肉发生痉挛、出血、肿胀等病理变化，导致梨状孔狭窄，从而使通过该孔的坐骨神经、骶丛神经及血管受到挤压、刺激和牵拉，产生一系列的临床综合征。

## （一）临床表现

大多数患者有外伤或着凉的病史。伤后臀部疼痛，位置较深。其疼痛性质多为困痛、胀痛或刺痛，有时向腰、小腹及大腿外侧放射，伴有下肢后侧麻木。腹内压增高时症状加重，当下肢屈曲位时疼痛减轻。行走无力甚至跛行，病程较长时可伴有臀部或小腿肌肉萎缩。检查时可以发现梨状肌紧张、增厚、伴有压痛，急性损伤的患者可触到呈条索状隆起的肌束。直腿抬高试验、梨状肌紧张试验等神经牵拉试验阳性。

## （二）治疗方法

### 1 手法治疗

**方法 1 掌揉法**

医者采用掌揉法在患者患侧臀部反复施术，使其局部肌肉放松，以产生温热感为度，约需5～6分钟，在揉的同时配合小幅度的下肢被动后伸活功；然后再于患侧施以拐肘压法，重点放在环跳、承扶、殷门、委中及承山穴，按压时要在穴位上停留片刻。如此操作5分钟。

**方法 2 拐肘弹拨法与拇指弹拨法**

患者俯卧位，两腿伸直，医者用拇指或拐肘沿梨状肌肌纤维的垂直方向进行弹拨，可根据患者肌肉丰满程度选择弹拨手

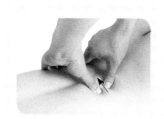
图 3-23 拇指弹拨法 1

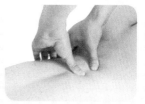
图 3-24 拇指弹拨法 2

法（图3-23、图3-24）。运用弹拨法6～7分钟为宜，再结合捋顺法，沿梨状肌肌纤维的走行方向反复推捋3分钟。

**方法 ③ 滚法**

患者俯卧，医者站在其患侧，先行点穴，点环跳、承扶后，沿梨状肌纤维走行方向行7～8分钟滚法；再结合切击法治疗2～3分钟，可放松肌肉，促进血液循环并止痛。

**方法 ④ 摇髋法**

首先在臀及下肢后侧用轻柔的滚、揉、按等手法，沿臀大肌肌纤维方向治疗7分钟；再用本法。患者仰卧，屈曲一侧膝关节，医者一手托住患者足踝部，另一手扶住其膝部，使膝关节屈曲做顺时针或逆时针环转运动。反复施术3分钟，可滑利关节，促进肌肉的恢复。（图3-25～图3-27）

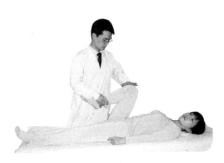

图 3-25 摇髋法 1

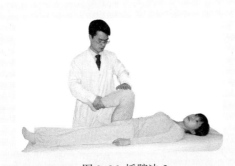

图 3-26 摇髋法 2

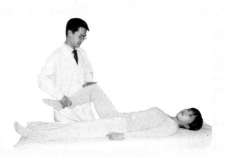

图 3-27 摇髋法 3

**方法 ⑤ 擦法**

沿梨状肌肌纤维走行方向在臀部反复推擦8分钟（图3-28～图3-30）；再结合抖法治疗2分钟结束。

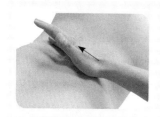
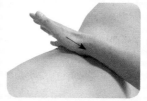
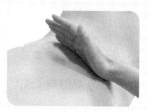

图 3-28 擦法 1        图 3-29 擦法 2        图 3-30 擦法 3

## ② 针灸治疗

**方法 ① 腕踝针**

**处方** 下5、下6。

**操作** 患者穴位皮肤常规消毒后，医者右手持针，左手拉紧患者皮肤，体针与皮肤呈30°角快速刺入，针进入皮肤以后，针体贴近皮肤表面，慢慢推针，以针下有松软感为宜。可刺入1～1.4寸，留针10分钟左右。

**方法 ② 灸法**

**处方** 环跳、承扶、殷门、委中、承山、秩边等穴。

**操作** 可采用隔姜灸或艾卷灸法。隔姜灸对于寒湿较重者比较适宜。可每日施灸1～2次，每次10分钟左右。注意姜片要勤动勤换，以免烫伤。

**方法 ③ 刺络拔罐法**

**处方** 局部压痛点、委中。

**操作** 先用掌根在压痛最明显处按揉片刻，局部消毒后，用三棱针点刺3～5下，加拔火罐，留罐10分钟。

**方法 4　手部按摩法**

**处方**　坐骨神经点（手背第4、5掌指关节近第4指掌关节处）。（图3-31）

**操作**　采用指尖掐按法，在穴位处反复掐按，两手轮流施术，10分钟左右。

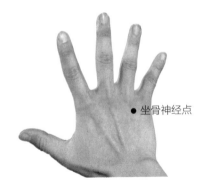

坐骨神经点

图 3-31　坐骨神经点

**方法 5　耳穴压豆法**

**处方**　坐骨神经、臀、肾、神门、肾上腺。（图3-32）

**操作**　将王不留行籽或莱菔子放于5×5毫米的胶布中央，耳穴常规消毒后，将胶布粘上，按压数次后嘱患者每日自行按压7～10次，每次10分钟。

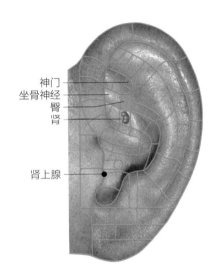

神门
坐骨神经
臀
肾

肾上腺

图 3-32　耳穴

**方法 6　足底按摩法**

**处方**　坐骨神经、髋关节、肾、输尿管、肝、胆、脾、胃、甲状旁腺等反射区。

**操作**　脚掌部反射区可采用揉法或搓法；髋关节、坐骨神经可采用捏法、握法。用力要由轻到重，以患者能耐受为度，每次可操作10分钟左右，每日1次。（图3-33、图3-34）

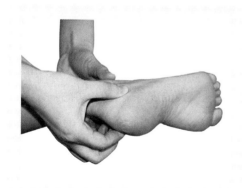

图 3-33　捏法

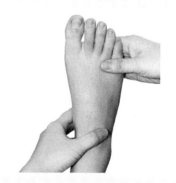

图 3-34　握法

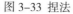

**操作**　患者俯卧，医者沿其下肢外侧痛线轻点3～5遍，用稍重的手法点腰、臀部经络线。

找准按压痛点、痛线，按压、按拨臀部痛点、痛线3～5遍。按拨时应左右交替。

患者取盘腿或弯腰姿势，医者由外向内按压、按拨痛点、痛线，再以拇指分别在环跳、承扶、殷门、委中、承山穴处按揉1～2分钟结束。

**3　药物治疗**

**方法 1　药酒内服**

红毛五加皮100克，远志25克，续断25克，木通、广木香、香橼、羌活、独活、巴戟、云苓、苍术、狗脊、上桂、天麻各15克，木瓜25克，茵陈25克，威灵仙根25克，牛膝25克。

**操作**　将以上药物浸入4斤白酒中。每日1～3次，每次最多服30毫升。

方法 **2** 药物外敷法

**处方** 川乌、草乌各20克，透骨草5克，元胡15克，红花10克，威灵仙10克，肉桂5克，吴茱萸5克，松香200克，樟脑50克。

**操作** 将松香、樟脑用水溶化，余药压极细末，加入松香、樟脑水溶液中，搅拌均匀，成膏状，摊于细帆布上，贴于患处，1日1次。

方法 **3** 外敷法

**处方** 干姜10克、干辣椒30克、乌头20克、木瓜25克。

**操作** 上药加水2000毫升，煮30分钟，趁热熏，水温后用毛巾蘸药液热敷患部，1日2次，每次10分钟左右。

方法 **4** 熏洗法

**处方** 鲜大蓟100克、生栀子100克。

**操作** 将上药加水1000毫升煎煮，去渣，加入黄酒100克，趁热熏洗患处。每次可洗10分钟左右。

本方适用于急性梨状肌损伤。

方法 **5** 熏洗法

**处方** 伸筋草15克、透骨草15克、苏木12克、红花12克、五加皮15克、三棱12克、莪术12克、秦艽12克、海桐皮12克、怀牛膝15克。

**操作** 上药加水2000毫升煎煮，去渣，加入少量白酒，趁热熏洗患处。每日1次，每次10分钟。

**方法6 热熨法**

**操作** 用棉布制成口袋2个，垫少量棉花，将大盐粒炒热后放入袋中，臀部和大腿后侧各放1个，待盐凉后取出再炒，每于睡前热敷，约10分钟。

**④ 其他疗法**

**方法1 蜡疗**

**操作** 选与治疗部位范围相当的厚塑料袋，将已熔化的石蜡装入袋内，约占内容积的1/3，排空空气将袋封好。待蜡呈半熔化状态，温度为55～60℃时，敷于治疗部位10分钟，如期间蜡变凉，可将蜡袋放入热水浸泡加温再用。

**方法2 橡胶锤疗法**

**操作** 首先在常规弹打部位如脊柱两旁、督脉用橡胶锤弹打5分钟。
再弹打臀部压痛点、下肢后侧弹打线，以及环跳、承扶、委中、承山、足三里、太溪等穴5分钟。每日弹打1～2次。

**方法3 刮痧疗法**

**处方** 首先刮拭穴位：大椎、大杼、膏肓、神堂。配合刮拭穴位：环跳、秩边、殷门、承扶、阳陵泉、委中、承山、昆仑。

**操作** 首先用刮痧板刮拭主穴至出现紫色瘀点，再刮拭配穴。主穴采用泻法重刮，配穴轻刮至出现紫色小点为止，每日1次，每次约需10分钟。

方法 **4** 盐疗

**操作** 浴缸内放入一撮盐，用盐水浸湿全身。再用一撮盐在臀部仔细按摩约3分钟；再用同样的方法在整个患侧下肢抹上盐，进行按摩3分钟；最后用盐仔细按摩腰臀部3分钟，再用清水冲洗干净即可。

方法 **5** 喷酒按摩法

**操作** 在两足心连续喷酒后，两手交替抓捏、按揉，后用掌根搓约1分钟；然后拇指用力揉捏涌泉穴，约2分钟。

在整个腰部连续猛喷酒后，两手交替旋摩，用掌根由上而下反复搓，手法由轻渐重；然后用拇指用力按揉环跳、承扶两穴，约3分钟。

寻找最明显的痛点，连续喷酒后，用掌根搓，拇指揉捏，由轻到重，约2分钟，然后找准上髎至下髎一顺线穴，连续喷酒，用掌根适当用力上下反复搓；然后找准昆仑、委中、殷门等穴连续喷酒后，用拇指用力揉捏，约2分钟。

方法 **6** 气功疗法（丹田贯气法）

*1* 两腿微曲站立，稍分开与肩同宽，微成内八字。十趾抓地，舌顶上腭，竖项，含胸拔背，沉肩垂肘，提肛，松小腹，两手自然下垂于双腿外侧，全身放松，意守丹田。两目平视远方或垂下眼帘视鼻端。

*2* 接上势，两手紧握成拳，分别移向后背，以拳背食指根部（或拳尖）抵按双侧的肾俞穴，要用力，以穴位感受到有压力或酸胀为宜；然后晃动腰腹部，按左扭、前俯、右扭、后仰的顺序，顺时针转1圈，幅度要尽量大，晃动80～100圈，接着逆时针晃动80～100圈。晃动后略停，意守丹田，再

用两拳尖在两肾俞穴揉动30～40下，要用力，以穴位有酸胀热感为宜。

**3** 接上势，两拳变掌，由肾俞穴分别经两胁前移，拇指紧按小腹上缘，其余四指向下，紧按小腹下缘，两手虎口相对，中间突出丹田部位。然后上下抖动小腹30～40次。此时意守丹田，气沉小腹，切不可上浮。

方法 **7** 功能锻炼

嘱患者作髋关节的内收内旋的被动运动。在作此运动时患者可仰卧床上，患肢屈膝屈髋。亦可双手抱膝关节作患侧髋的内收内旋活动。每日早、晚各做10～20次，约10分钟。

## 三、臀上皮神经损伤腰痛的 10 分钟缓解术

臀上皮神经损伤是由腰臀部扭闪后引起臀上皮神经"移位"产生的以腰臀部疼痛为主的病症。

本病的发生多与损伤有关，当身体突然左右旋转时，臀上皮神经纤维可因过度牵拉而损伤，髂嵴发育缺陷者更易损伤。另外局部软组织的扭挫伤，导致局部软组织肿胀，也可压迫此神经而引起神经损伤。

多数患者有腰、臀部损伤史，出现一侧腰臀部疼痛。急性损伤疼痛剧烈，为刺痛、酸痛或撕裂样疼痛，并可延及下肢，但不超过膝关节。患者活动困难，以坐下和起立时为主。

检查时可见髂嵴最高点内侧2～3厘米处压痛明显。并可在局部触及滚动的条索状物。在臀上部，臀上皮神经分布区触痛明显，个别病例有时可触及神经原位的沟痕，对侧直腿抬高受限。

## （二）治疗方法

### ❶ 手法治疗

**方法❶ 揉法合拇指弹拨法**

患者俯卧，医者站于其患侧，在患者臀部用轻柔的掌揉法反复施术，使局部肌肉充分放松，约需6~7分钟；然后用拇指弹拨法将局部滚动的条索状物拨回原位。

**方法❷ 揉按法合拐肘弹拨法**

医者在患者的臀部施以轻柔的揉按法6分钟，以放松臀部肌肉；再以弹拨法弹拨痛点，并将条索状物拨回原地。此手法不仅有利于损伤组织的早期恢复，而且具有明显的镇痛作用。

**方法❸ 擦法**

在患者臀部施以擦法，手法宜轻柔，用力宜和缓，在患处反复擦动6分钟左右；再沿神经走行方向施以擦法，以患处透热为度。

**方法❹ 摇髋法**

首先采用以上手法治疗8分钟左右，再用本法施术1~2分钟，最后也可施以放松类抖法结束。

### ❷ 针灸治疗

**方法❶ 体针**

**处方** 环跳、秩边、居髎、臀部压痛点。疼痛沿下肢放射者加阳陵泉、丘墟、委中。（图3-35）

**操作** 环跳、秩边深刺2~3寸，运用提插法使麻感向下肢放射；居髎、压痛点重刺，使针感四散。疼痛剧烈者加用电针，刺激强度适中。每日1次，每次10分钟。

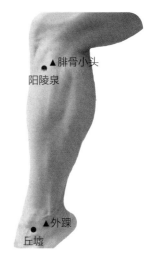

图 3-35 阳陵泉、丘墟

（方法 **2** 腕踝针）

**处方** 下5、下6。

**操作** 穴位消毒，针与皮肤呈30°角斜刺入皮肤后，慢慢推针，不能有酸麻胀重感，以针下有松软感为宜。10分钟后，取出毫针，以棉球按压穴位，防止出血。腕踝针对疼痛剧烈者效果最佳。

（方法 **3** 刺络放血）

**处方** 局部压痛点

**操作** 先用掌根在压痛最明显处揉按片刻，局部消毒后，以三棱针点刺3~5下，加拔火罐，留罐5~10分钟，取下火罐，擦净血迹。

（方法 **4** 手部按摩法）

**处方** 坐骨神经点（手背第4、5掌指关节近第4掌指关节处）、髋关节。（图3-36）

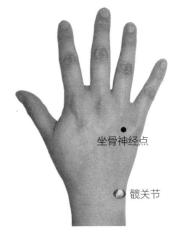

图 3-36 手部按摩点

**操作** 坐骨神经点可采用拇指掐按法，反复施术；髋关节可用拇指推按法治疗。二穴各5分钟。

**方法 5** 穴位注射法

**处方** 秩边。（图3-37）

**操作** 将硫酸镁葡萄糖注射液2毫升，注入秩边穴。进针，患者局部有酸胀感或针感向下肢放射时，针头稍退少许，回抽无回血即可将药液注入。

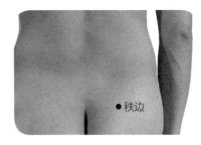

图 3-37 秩边

**方法 6** 耳穴压豆法

**处方** 坐骨神经、臀、神门、交感、肾上腺。疼痛难忍者加耳尖放血。（图3-38）

**操作** 将粘有王不留行籽的胶布贴于消毒好的穴位上，要用力按压，使局部有热胀感为宜，每日按压7～10次，每次10分钟。

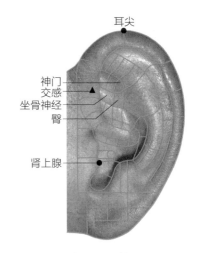

图 3-38 耳穴

**方法 7** 足底按摩法

**处方** 坐骨神经、髋关节、肾脏、脾、肝等反射区。

**操作** 足底部的反射区可采用揉搓法。足底用掌搓法，足底穴位处可用拇指搓法，余穴可用捏法、握法等方法治疗。每日按摩1～2次，每次10分钟左右。（图3-39～图3-41）

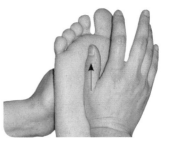

图 3-39 掌搓法1

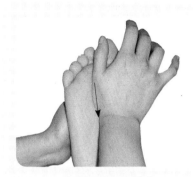

图 3-40 掌搓法 2

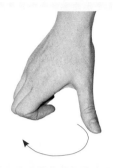

图 3-41 拇指搓法

方法 **8** 点穴疗法（许氏点穴疗法）

**处方** 肾筋（骶髂关节稍上方）、环点（后髂嵴上缘）、反点（后髂嵴下3厘米偏外方的凹陷中）、灵点4（第4骶后孔外侧）。

**操作** 点按各穴后加强关节活动。每穴2~3分钟。（图3-42~图3-44）

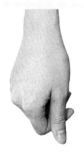

图 3-42 点穴手法 1

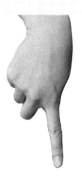

图 3-43 点穴手法 2

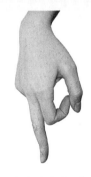

图 3-44 点穴手法 3

**3** 药物治疗

方法 **1** 内服药物

急性期以舒筋活血、通经止痛为主，可口服三七伤药片、活血止痛散、小活络丹、云南白药等。慢性期以疏风活络止痛为主，可服疏风定痛丸等药。

方法 **2** 药酒外搽

**处方** 血竭、儿茶、红花、乳香、没药、川牛膝各等量。

**操作** 泡药于白酒中，1周即成。外搽患处，并作适当按摩。

方法 **3** 熏洗法 1

**处方** 桃仁20克、川红花15克、川芎15克、赤芍10克、制黄芩20克、苏木15克、桑枝15克、木通15克、地骨皮10克。

**操作** 将上药打碎，用纱布包扎，放于盆内，加水2～3倍煎沸后熏洗患部，待药水变温时可用毛巾热敷，每日2～3次，每次10分钟左右。

方法 **4** 熏洗法 2

**处方** 鲜大蓟120克（干者60克）、山栀子120克、黄酒120克。

**操作** 将大蓟与山栀子放入砂锅中，兑水五茶杯，煎沸后再兑入黄酒，稍煎1分钟，过滤，用新毛巾2条轮蘸药汁熏洗患处。每日3～5次，每次10分钟。

方法 **5** 骨科洗药洗法

**处方** 伸筋草、透骨草、荆芥、防风、防己、附子、千年健、路路通、威灵仙、桂枝、秦艽、羌活、独活、麻黄、红花。

**操作** 上药等量，共为粗末。用时取150克装入袋中，加水煎煮20分钟。先以蒸气熏洗，药温后用药袋敷患处。每次10分钟，每日1～2次。一袋药可用2～3天。

**方法 6** 洗法

处方 山栀子60克、血竭15克。

操作 将药放入砂锅内，兑入凉水300毫升，煎沸去渣，趁热将药装入带细眼的喷壶内，不断淋洗患处。

**方法 7** 外敷法

处方 草乌、大南星各12克，细辛10克，白芷12克。

操作 上药共研细末，白酒调拌，外敷患处。

**方法 8** 封闭疗法

操作 选用0.5%普鲁卡因10毫升加醋酸泼尼松龙0.5~1毫升，在臀上皮神经条索状疼痛部位封闭注射。

**④ 其他疗法**

**方法 1** 蜡疗

操作 蜡饼法和蜡袋法均可。将熔化的蜡放于盘内，待冷却后装入袋中，冷却至50℃左右时敷于治疗部位，每次10分钟左右。

**方法 2** 坎离砂疗法

操作 坎离砂用食醋拌匀后装入布袋内，待温度升至45~50℃可使用。先在臀部垫2层布垫，再将坎离砂用毛巾裹后放置其上，注意坎离砂的温度会继续上升，要随时增加布垫，以免烫伤。

方法 **3** 盐疗

**操作** 先在浴缸内放一把盐，浸湿全身。再取一把盐在整个臀部进行揉按，约3分钟；再取一撮盐，找准压痛点后，在痛点周围反复按摩，约4分钟；再取一撮盐在臀部及患侧下肢进行按摩，同时可配合点按穴位治疗约3分钟，后用清水冲洗干净。

方法 **4** 喷酒按摩法

**操作** 在整个腰臀部连续喷酒后，用两手掌交替旋摩，手法宜自然轻缓，约2分钟。然后根据疼痛部位，喷酒后以轻、重、缓、急的手法反复用拇指按揉，约4分钟。

在患者大腿和小腿后外侧连续猛喷酒，上下反复按揉、抓捏，约3分钟。

在患者两足心连续猛喷酒后，用两拇指连续按揉、捏；然后重点以由轻渐重的手法揉捏涌泉穴，以有钝痛热感向上为宜。约2分钟。

方法 **5** 红外线疗法

 **操作** 用市售红外线灯照射患侧臀部，根据灯泡的功率控制灯与皮肤的距离在30～60厘米左右，直至局部出现片状红晕为止，约10分钟。

## 四、臀部肌筋膜炎腰痛的 10 分钟缓解术

臀部肌筋膜炎是引起腰腿疼痛最为常见的疾病。本症主要由臀部肌筋膜及其附近组织的慢性炎症，或组织变性所引起。以中老年人多见。

臀部的肌肉均有筋膜覆盖，它们上与腰背筋膜在髂嵴部交接。因臀部外伤造成筋膜的破裂损伤，如治疗不当或不及时，会形成慢性炎症而致本病发生。

工作中长期保持不正确姿势，使臀部筋膜受到长时间的牵拉损伤，形成慢性炎症并逐渐出现筋膜肥厚也可致本病。另外，劳累后睡卧潮湿之地，或汗出当风，受于风寒，都可导致本病的发生。上述原因导致臀部筋膜组织发生变性，并在炎症反应下造成筋膜与附近组织发生粘连和逐渐肥厚，使臀上皮神经在此受到压迫，使该部组织产生瘀血、水肿而致腰腿痛。

## （一）临床表现

临床中绝大多数患者无明显外伤史，主要表现为一侧或两侧臀部疼痛，多呈酸痛或钝痛。多于天气变化或劳累后加重。

臀部疼痛多牵涉到膝以上，大腿后侧。也有少数患者疼痛范围仅局限在臀部。极少数患者伴随有臀腿部麻木、酸胀及发凉等感觉以及跛行。

疼痛症状重者疼痛部位的软组织有肥厚感觉，在臀部髂嵴的下方可触及条索状硬结，亦有极少数患者可在臀上、中、下部两侧触及筋膜裂隙，并有不规则柔软的肿块。

## （二）治疗方法

**1** 手法治疗

（方法 **1** 揉捻法）

患者俯卧，医者用手掌在患者臀部做均匀和缓的揉捻动作，压力须渐次增加，活动幅度逐渐加大，力量以肌肤深层产生感觉，皮肤无不良反应为宜。反复揉动5～6分钟后再施以捋顺法治疗3～4分钟。

（方法 **2** 分筋法）

用于软组织损伤处，拇指沿与肌纤维垂直的方向上进行弹拨，用力须轻巧而富有弹性，力量要由轻渐重，反复弹拨6～7分钟，可解除肌肉的痉挛，分离粘连的肌肉。然后再施以擦法3分钟，使局部产生温热感。

### 方法 3 拐肘按压法

医者肘关节屈曲，以鹰嘴部为着力点按压患者臀部，按压的同时可作缓慢的揉动，以加强刺激，也可以边按压边循肌纤维平行方向推移揉动。本法压力大，刺激强，时间不宜太长，5分钟为宜。可再用揉法、散法治疗5分钟左右。

### 方法 4 膊运法

患者俯卧，医者以前臂尺侧面在患臀部反复揉动6～7分钟，使其局部肌肉放松，再结合推抚法、揉法、擦法等治疗3～5分钟。

### 方法 5 弹筋法

用拇、食、中三指或拇、食二指将肌腹平稳地提起，然后使其自指间弹出，宛如拉弓放弦之状。借筋之弹力，使肌肉痉挛得以解除。也可弹邻近各部肌肉，反复操作3～5分钟，再施以掌揉法5分钟左右。（图3-45、图3-46）

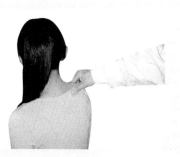 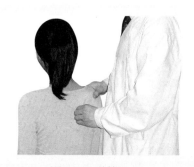

图 3-45 弹筋法 1　　　　　　　　图 3-46 弹筋法 2

## 2 针灸治疗

### 方法 1 体针

**处方** 主穴：环跳、秩边、臀部压痛点、承扶、殷门。配穴：向下肢后侧放射者加委中、昆仑。

**操作** 取2~3寸毫针，针刺主穴，环跳、秩边要求针感向下肢放散。留针10分钟后取下毫针，然后可加拔罐。

**方法 2** 刺血拔罐法

以痛为腧。

**操作** 用梅花针在压痛点处反复叩刺至皮肤微出血，然后拔火罐，留罐10分钟。起罐后，于患侧委中穴用三棱针点刺出血，待暗色血排净，用消毒棉球按压针孔。

**方法 3** 药酒罐法

防风、荆芥、乳香、没药、白胡椒、骨碎补、当归各75克，三七粉30克。

**操作** 将上药放入3000毫升75%酒精中，浸泡1周后制成药酒备用。将小负压罐的口向上，内装1瓶药酒，将罐贴于患处，中间可移动1次，约10分钟。去罐后可适当加温灸。

**方法 4** 耳穴压豆法

臀、交感、神门、肾上腺、耳尖。（图3-47）

**操作** 胶布剪成5×5毫米的小块，中央置一粒王不留行籽，贴于选定的耳穴上，按压数次，嘱患者每日按压7~10次。每穴2分钟，至有灼热痛感为度。

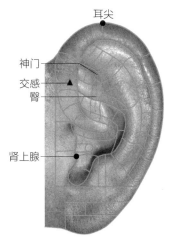

图3-47 耳穴

**方法 5** 综合疗法（按摩配合艾灸法）

**操作** 首先进行局部揉按，然后行穴位弹拨、点环跳、拨委中、弹阳陵泉；再用艾灸法。灸前先将陈艾打碎存绒，雄黄、火硝入乳钵内拌匀。加入肉桂、干姜、公丁香、独活、细辛、白芷、苍术等药研成细末，加入麝香少许做成艾炷，采用艾炷直接灸。每日1次，每次10分钟左右。

**方法 6** 足底按摩法

**处方** 坐骨神经、腰椎、骶骨、膝关节、肾、脾等反射区。（图3-48～图3-50）

**操作** 肾脏、脾脏采用掌搓法，用手掌反复搓压，余穴可采用握法，四指同时用力点压。每穴可按摩2分钟左右。

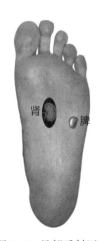

图3-48 足部反射区1

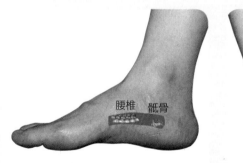

图3-49 足部反射区2

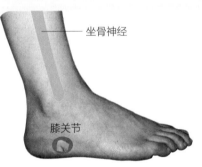

图3-50 足部反射区3

### ③ 药物治疗

**方法 1　内服药**

桃红四物汤、舒筋活血片、舒筋丸或疏风定痛丸。

急性发作者以桃红四物汤为主，可活血止痛，舒筋通络。慢性损伤者可选用舒筋活血片、舒筋丸或疏风定痛丸。

**方法 2　外敷法**

活血散：乳香、没药、血竭、羌活、独活、虎骨、续断、甲珠、生香附、木瓜、川芎、自然铜各15克，川乌、草乌各4.5克，木香、尖贝、厚朴、小茴香、上桂（去皮）各9克，麝香1.5克。

**操作**　上药共研细末，用滚开水调成糊状，敷于患者臀部。

**方法 3　外敷法**

乳香、没药、防风、荆芥、胡椒各等份。

**操作**　上药研末，用75%酒精或高度白酒1份、陈醋1份调成糊状，外贴患处。

**方法 4　药物外擦法**

按摩乳或麝香风湿油。

**操作**　取上药适量涂抹于患部，然后用拇指按揉10分钟，如药液被吸收，可再涂。

方法 5 熏洗法

**处方** 骨科洗药。

**操作** 将药物放入盆中，加水2~3倍，煎煮10分钟后趁热熏洗患处。10分钟为宜。

方法 6 熏洗法

**处方** 艾叶、土细辛、川桂枝、甘松、山柰、制川乌、制草乌、伸筋草、海桐皮各10克，红花9克，川椒目30克，茜草1.5克。

**操作** 将上药放入锅或旧脸盆内，多加些水，煎沸后取下，先以热气熏患处，待水稍凉后洗患处。每日2次，1次10分钟左右。

方法 7 熏洗法

**处方** 桑桂枝、川萆薢、伸筋草、乳香、没药、川羌活、川当归、补骨脂各9克，独活、川牛膝、淫羊藿、透骨草各12克，川红花、木瓜各6克。

**操作** 上药加水煎汤，趁热熏洗患处。适用于疼痛较重者。

④ 其他疗法

方法 1 蜡疗

**操作** 蜡饼法。
取与臀部患处面积大小相当的盘子，将熔化的蜡液倒入盘内，待冷却后将蜡饼放于塑料袋内。待温度约为50℃时置于患处，每次10分钟左右。

**方法 2** 蒸气法

**处方** 川芎10克、川木瓜10克、牛膝10克、威灵仙10克、乌药15克、桂枝15克、五加皮10克、豹皮樟30克、鸡血藤30克、过江龙30克、半枫荷30克、山大颜30克、络石藤30克。

**操作** 用小型蒸气发生器熏蒸。用时先将药液煎取滤液，放在蒸气发生器内，再将蒸气发生器加热使之喷出药物蒸气，将喷头（可用塑料管）直接对准患部体表喷熏10分钟即可。

**方法 3** 刮痧疗法

**处方** 秩边、环跳、殷门、承扶、委中、昆仑、大杼、大椎。

**操作** 首先刮拭大椎、大杼穴至出现紫色瘀点。再刮拭其他穴位，自上而下，按顺序刮拭，每次10分钟左右。

**方法 4** 喷酒按摩法

**操作** 在整个臀部连续喷酒后，用双手拇指或手掌连续按揉，可结合分筋法、推法等治疗4～5分钟。

找准环跳、秩边、承扶、殷门、委中等穴，连续喷酒后按压、掐揉3分钟。

在两足心连续喷酒后，用双手交替搓揉足心，重点掐按涌泉穴2分钟。

**方法 5** 气功疗法（腰痛导引法）

本功法适用于慢性臀部筋膜炎患者。

第一法 ▶ 一手向上尽量伸展，手掌向四方回转，另一手下垂，掌心向下用力按；然后将两手掌相合于头上，指与指用力互推，侧身斜倾，转身抬头似看向上的手掌，并使内气向下，疏散放松，感到向下的气又向上循行即将达到最大限度。左右上下做28次。

第二法 ▶ 两膝跪地，伸展两手向前按在地上，等到腰脊内气转动，全身骨松气散时，尽力伸腰；然后身体后仰而跪，会立刻感觉到好像脊背里有冷气出来，使肩臂疼痛，疼痛要达到闷痛，才坐下，来回做14次。

第三法 ▶ 仰面尽量抬两肩向上，头向左右摇摆，左右摇摆21次，暂停一会儿，等血气流通，稳定下来，然后再做。开始做时要慢，然后逐渐加快，不要先快后慢；时间最好在早起、中午和日落这3个时间段。每个时段各做14次。

第四法 ▶ 仰卧，并拢两膝。伸展两足，伸腰。用口吸气，吸气时要使气达腹，使腹隆起，令小腹感到充实、膨胀，尽力如此行气7息。

第五法 ▶ 背靠墙壁端正而站（或坐），行气，引内气从头顶下达足底而止。

## 五、臀中肌综合征腰痛的10分钟缓解术

臀中肌综合征为发生于臀中肌的肌筋膜炎。臀中肌位于髂骨翼外侧，其前2/3肌束呈三角形，后1/3肌束为羽翼状，在下端集中成短腱止于股骨大转子外

面及其后角，为主要的髋关节外展肌，并参与髋关节外旋及伸展。站立时可稳定骨盆，从而稳定躯干，特别在步行中单足着地时尤为重要。日常生活中的躯干活动，如弯腰、直立、行走、下蹲等，臀中肌都起很重要的作用，因而易产生劳损，尤其当突然改变体位时，更易损伤。

## （一）临床表现

臀中肌综合征的症状为腰臀部酸痛，深夜、晨起、活动时皆痛，劳累、受凉时加重。半数患者有到大腿的扩散痛，少数可感到小腿不适，有的同侧肢体有麻、冷、蚁行感。以上症状为慢性发作，但有1/5可出现急性发作。

体检时可发现臀中肌有激痛点，激痛点可为一个或多个，出现在臀前、中、后部。压激痛点可出现局部及扩散痛，直腿抬高时患侧可出现臀部及大腿痛。

## （二）治疗方法

### 1 手法治疗

**方法 1 揉法**

采用掌揉法在患者患侧臀部反复施术，使其局部肌肉放松，以产生温热感为度，反复操作5分钟；然后改用弹拨法治疗，可选用拐肘弹拨法或拇指弹拨法，沿与臀中肌肌纤维垂直的方向进行弹拨，反复5分钟，以解除肌束痉挛。

**方法 2 拐肘压法**

先用揉法、按压法揉按3~5分钟，再用拐肘压法在压痛点、环跳、秩边、承扶、委中等穴按压，并稍作停留。

(方法 3) 摇髋法

先用掌揉法揉动3分钟，再用切击法在患者臀部及下肢进行施术，放松肌肉，促进血液循环。再用本法。

② 针灸治疗

(方法 1) 灸法

**处方** 局部痛点、环跳、秩边。

**操作** 按艾卷温和灸法施术。每次选2～4个穴位，将艾卷的一端点燃，先靠近皮肤，后慢慢抬高，直到患者感到舒快时就固定在这一部位。连续熏灸10分钟左右，至局部发红为度。每日灸治1～2次。

(方法 2) 隔药饼灸法

**处方** 肾俞、环跳、秩边、阿是穴。

**操作** 取当归10克、白芍10克、红花10克、续断10克、狗脊10克、公丁香10克、升麻10克、川芎10克、木香10克、乳香6克、没药6克、全蝎3克。上药研末，以75%酒精调制成厚约3厘米的药饼，并用细针在药饼上戳数孔，置于穴位上，再将艾炷点燃隔药饼施灸。每穴5～7壮，1日1次。

本法适用于瘀滞型病症。上药加入附子5克、杜仲10克，适用于肾虚型；上药加细辛5克、威灵仙10克，适用于风寒湿型。

(方法 3) 拔罐法

**处方** 局部痛点

**操作** 患者俯卧，取2~3个玻璃罐，用闪火法在局部痛点拔罐，留罐10分钟。

**方法❹ 耳穴压豆法**

**处方** 臀、膝、坐骨神经、神门、皮质下、交感。（图3-51）

**操作** 取5×5毫米的胶布，中间放置1粒王不留行籽，贴于选定的耳穴上，嘱患者每日按压数次，每次10分钟左右。

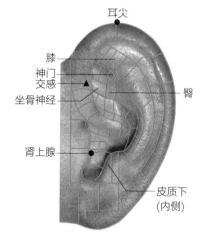

图3-51 耳穴

**方法❺ 手部按摩法**

**处方** 髋关节、腰椎、骶骨、坐骨神经点。（图3-52）

**操作** 髋关节和腰椎骶骨采用揉按、推按法施术，坐骨神经点可采用指尖掐按法，每穴反复按摩3~4分钟，至有热胀痛感为止。注意手法应由轻渐重。

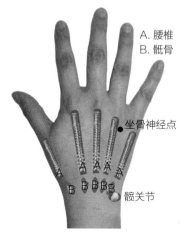

图3-52 手部按摩点

**方法❻ 足底按摩法**

**处方** 肾脏、膀胱、输尿管、坐骨神经、肝、甲状旁腺等反射区。

**操作** 采用单食指扣拳法，于每个穴位处反复按压2分钟，使该穴产生热痛感为宜。

方法 **7** 指压疗法

**处方** 环跳、秩边、居髎、肾俞、腰阳关、承扶、风市、委中、昆仑。

**操作** 采用指揉法，拇指、中指均可，并在该穴处点按片刻，每穴操作1～2分钟，以穴位处有酸胀感为宜。

**3** 药物治疗

方法 **1** 外敷法

**处方** 生大黄100克、丹参60克、红花60克、元胡40克、冰片10克。

**操作** 上述药物共研细末，以蜂蜜、75%酒精各半，调药粉为糊状。均匀敷于患处，再以纱布固定，每日1次。

方法 **2** 外敷法

**处方** 栀乳散：生栀子20克、明乳香15克、生大黄6克、净桃仁6克。

**操作** 上药共研细末，以陈酒调敷，调药厚度约3～4毫米，外面覆盖塑料薄膜，1日1次，此法适用于急性发作者。

方法 **3** 熏洗法

**处方** 八仙逍遥汤：黄柏6克、苍术12克、丹皮6克、川椒9克、苦参15克、防风6克、荆芥9克、川芎6克、当归9克、甘草6克。

**操作** 将上药装入布袋内锤碎，煎汤熏洗患处，每日2～3次，每次10分钟左右。

**方法 4** *熏洗法*

**处方** 刘寄奴30克、苏木屑30克、乌梅12克、防风12克、艾叶12克、木瓜12克、穿山甲12克、透骨草12克、威灵仙12克、赤芍12克、红花12克、秦艽12克。

**操作** 将上药加水适量，煎煮待温后，熏洗患部。

**方法 5** *药酒内服*

**处方** 三七酒：三七、海桐皮、薏苡仁、生地、牛膝、川芎、羌活、地骨皮、五加皮各15克，白酒2500克。

**操作** 将上药研粗末，入白酒中浸渍，密封。夏日浸7日，冬日浸10日，过滤即成。每日2次，每次饮15毫升，可根据酒量酌情增减。

**方法 6** *封闭疗法*

**操作** 取1%普鲁卡因2～5毫升，加泼尼松龙12.5～25毫克，于局部痛点做封闭，3～7日1次。

**④ 其他疗法**

**方法 1** *泥疗*

**操作** 将中层泥加温，夏天可用日光加温，秋冬季可利用蒸气、水浴、电热等方法加温。一般将治疗泥加热至42℃左右，可根据病情逐渐加温，将备好的泥在宽胶布上铺成泥饼，大小根据部位而定。敷于患处，每次治疗10分钟左右。

（方法 ❷ 坎离砂疗法）

**操作** 将适量坎离砂倒入盆中，用食醋调拌均匀，装入袋中，用毛巾裹好，等温度上升至45℃左右时开始使用。患部先垫上2层布垫，再放上备好的坎离砂布袋，上覆一层棉垫，治疗10分钟左右。每日可敷2～3次，一袋可用15次左右。

（方法 ❸ 橡胶锤疗法）

**操作** 首先常规弹打督脉和脊柱两旁，并重点在腰1～5节段弹打。约3分钟。再弹打臀中肌的几个压痛点，约2分钟。然后弹打下肢后侧弹打线，及环跳、居髎、承扶、委中、太溪等穴1分钟左右。

（方法 ❹ 喷酒按摩法）

**操作** 在整个腰臀部连续猛喷酒后，用手掌反复揉按、推擦，力量由轻渐重，使局部产生温热舒适感，约3分钟。

在压痛明显的臀中肌处连续猛喷酒后，用两手交替点按、旋摩、抓捏、拍打臀中肌约5分钟。

在承扶至委中一顺线上多次喷酒后，用掌根上下反复推搓此线。然后找准该线上穴位，反复点按，共3分钟左右。

（方法 ❺ 刮痧疗法）

 **处方** 主穴：大椎、大杼、膏肓、神堂。配穴：环跳、居髎、承扶、殷门、委中、昆仑、阿是穴。

 **操作** 首先用刮痧板刮拭主穴至出现紫色疙瘩，再刮拭配穴，配穴刮拭时宜轻。每日1次，每次10分钟为宜。

( 方法 **6** ) 蒸气疗法

**操作** 首先将骨科熏洗药煎汤取液，放在自制的蒸气发生器内，再加热，使之喷出药物蒸汽，将喷头直接对准患处体表喷熏10分钟左右。

( 方法 **7** ) 气功疗法（五禽气功）

**①** 虎式

轻身稳步细留神，舞爪低头把食寻，扭腰扑食练脊背，前进强视舒展筋。

> **要领** 虎视眈眈，威严凶猛，目光炯炯，左顾右盼，扭腰提肩，寻食扑按。

**动作** 自然站立，左腿向右踏步；右手向左上方划弧横于前额，呈虎爪形，掌心向下，距额一拳远；左手横于后腰，掌心向上，距腰一拳远；身向左扭动，眼看右足跟；后抬头，强视片刻，形似寻食。此为左功。接着练习右功，反方向按上述动作操练。

**②** 熊式

步伐稳重多深厚，双手下按如推山，撼运抗靠力在膀，甩胯气息入丹田。

> **要领** 体笨力大，性情刚直、浑厚、攀援撼运，善于推按找靠。

**动作** 自然站立，左腿迈出，脚尖内扣，成斜马步，两大臂夹紧，小臂伸平，双手浮于左膝上，手掌向下平按，呈熊掌式，眼平视。此为左功。接着练习右功，反方向按上述动作操练。

**注意事项** 掌握呼吸与意念，虎式守命门，熊式守中脘。

## 六、骶尾部挫伤腰痛的 10 分钟缓解术

骶尾部受直接暴力引起的周围软组织损伤，称为骶尾部挫伤。

骶尾部由微动的骶尾关节、坚强的韧带组成。骶尾关节属于微动关节，有一定的活动度。

臀部着地时尾骨过度前屈，可造成骶尾关节脱位或半脱位，以及韧带、筋膜的挫伤或撕裂伤。骶尾骨骨折，骶尾周围的韧带也会遭到损伤，关节周围可有出血或肿胀，产生疼痛、功能障碍等。

### （一）临床表现

有臀部着地的外伤史，行走及坐立均困难，局部疼痛、肿胀，压痛明显。

### （二）治疗方法

**1** 手法治疗

**方法 1** 理筋法

患者俯卧于床上，骨盆处垫一枕头，使骨盆抬高，医者两手拇指按压骶尾关节的两侧，用揉捻法揉捻两侧韧带，然后沿韧带纤维上下捋顺。（图3-53）

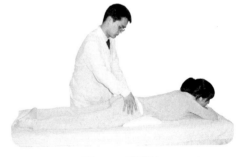

图 3-53 理筋法

**方法 2** 戳按法

损伤造成关节脱位者可用此法。先在局部揉按7～8分钟，再用本法。患者仍采用俯卧位，腹下垫枕头，助手将患者双下肢抬起，医者一手抱患者双大腿部位，同助手一起向后下方拔伸，另一手大鱼际按压在患者骶尾关节处，用力向前上方戳按。约2分钟。（图3-54）

**方法 ③ 托按法**

首先在患处行揉、擦等放松类手法8分钟，使局部血液循环改善，再行此法。患者仰卧，撤去骨盆部枕头，屈膝屈髋。医者一手大鱼际放在患者骶尾关节处，另一手放在膝关节处，让助手拿住患者双踝将双下肢向下拉，同时，医者放在骶尾关节的手向前上托，放在其膝关节处的手向下压。（图3-55）

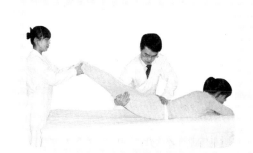 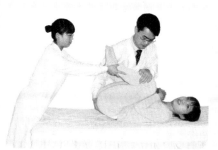

图 3-54 戳按法　　　　　　　　图 3-55 托按法

## ② 针灸治疗

**方法 ① 体针**

阿是穴、八髎、会阳、承扶、委中、昆仑。

 取1.5～2寸毫针针刺以上穴位，运用提插捻转等手法，使穴位有酸胀感为宜，每次留针10分钟左右。

**方法 ② 灸法**

阿是穴。

 可采用艾卷温和灸法，灸至局部发红为度。距离应以患者有温暖舒适感为宜。每次连续熏灸10分钟左右，每日治疗1～2次。

**方法 3** 足底按摩法

**处方** 肾、输尿管、膀胱、腰椎、骶骨、尾骨、直肠、肛门、甲状旁腺等反射区。（图3-56～图3-58）

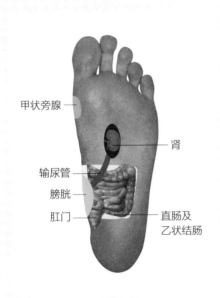

甲状旁腺

肾

输尿管

膀胱

肛门

直肠及乙状结肠

图 3-56 足部反射区 1

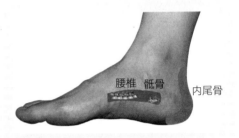

腰椎　骶骨　内尾骨

图 3-57 足部反射区 2

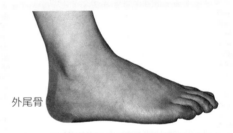

外尾骨

图 3-58 足部反射区 3

**操作** 尾骨可采用单食指钩掌法，着力点为食指外侧；其余反射区可用单食指扣拳法治疗。每日按摩1～2次，每次10分钟左右。（图3-59）

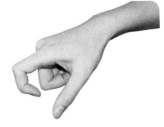

图 3-59 单食指钩掌法

**3 药物治疗**

**方法 1** 中药内服

**处方** 活血止痛散或三七伤药片。

**操作** 活血止痛散每次半瓶，每日2次。三七伤药片每次3片，每日3次。

【方法 **2** 药酒内服】

**处方** 赤芍13克，当归10克，生地黄、莪术、刘寄奴、三棱、泽兰、泽泻、川芎、桃仁各8克，红花、苏木各6克，土鳖虫4克，田七1克，白酒1000克。

**操作** 将上药捣碎，与白酒同置入一容器中，密封45日以上，过滤后即可服用。每日早、晚各1次，每次10~15毫升。同时可外用涂擦患处。

【方法 **3** 药酒内服】

**处方** 凤仙花90克、当归尾60克、白酒1000克。

**操作** 将上药与白酒共置入容器中，密封浸泡7天即成。每日早、晚各1服，每次服30~50毫升。

【方法 **4** 外敷法】

**处方** 五虎散1包。

**操作** 将五虎散用75%酒精调成糊状，摊在不易透气的玻璃纸上并贴在疼痛处，用胶布固定。1日1次。

【方法 **5** 外敷法】

**处方** 樟脑9克，冰片0.5克，白芷、当归、大黄、黄芩各40克，乳香、没药、红花、续断各30克，木香20克。

**操作** 先将樟脑、冰片研细另放，再将余药共研为细末，用时取诸药适量加生蜂蜜调成糊，摊在膏药上，敷于患处。

**方法6** 外敷法

**处方** 泽兰叶鲜品60克。

**操作** 上药捣烂外敷患处。

**方法7** 熏洗法

**处方** 桑桂枝、川萆薢、伸筋草、乳香、没药、川羌活、川当归、积雪草、补骨脂各9克，大独活、川牛膝、淫羊藿、透骨草各12克，川红花、川木兰各6克。

**操作** 上药放盆中，加水煎汤，趁热熏洗患处。

**方法8** 外洗法

**处方** 骨科洗药。

**操作** 将上药入盆中，加水2～3倍煎煮，趁热熏洗患处，待药液温后以毛巾蘸药热敷。每次10分钟左右。

**方法9** 封闭疗法

**操作** 损伤后期，可用2%普鲁卡因4毫升，泼尼松龙0.5毫升，痛点注射，每周1次。

④ 其他疗法

方法 **1** 蜡疗

**操作** 采用蜡饼法。首先将已经熔解的石蜡倒入同治疗部位大小相当的盘内，厚约2~3厘米，待冷却后放于塑料袋内，敷于患部。也可先在盘内放入1厘米厚的冷水，然后再倒蜡，这样可以加快底层的冷却。但治疗时要擦干蜡面的水珠，防止水滴过热而引起烫伤。每次可热敷10分钟，1日1~2次。

方法 **2** 盐疗

**操作** 浴缸内先放入热水，加入一把盐，然后浸湿全身。取一把盐先在腰骶部进行按摩，可采用掌揉法、推法等施术5分钟；再取一把盐找准局部疼痛处、委中、昆仑等穴反复按摩2分钟；最后再取一把盐重点在局部疼痛处按摩，使局部有热灼感，冲净全身出浴。

方法 **3** 喷酒按摩法

**操作** 在整个腰骶臀部连续喷酒后，用双手交互按摩，采用掌揉法，手法由轻渐重，反复揉按3分钟左右。

在患者的两足心连续猛喷酒后，用双手交替搓按、揉捏，并重点掐按涌泉穴，至穴位有热胀感向上为宜，约2分钟。

再于病患局部找准压痛点后，连续猛喷酒，以双手拇指按压、揉动约3分钟。

然后找准八髎、会阳、环跳、委中等穴，连续喷酒后，逐一按摩，手法由轻渐重，并在穴位处停留点按片刻。共2~3分钟。

方法 **4** 功能锻炼

损伤早期需卧床休息。一周后开始缓慢步行，做腰前屈、后伸及臀大肌收缩等活动，每次时间不宜过长，以10分钟为宜，每日可多练几次。

## 七、下肢骨、关节损伤后遗症腰腿痛的 10 分钟缓解术

### （一）致痛原因

下肢踝、膝关节外伤或者胫、腓、股骨骨折，经治疗以后，关节外伤或骨折虽已愈合，但由于骨折部位长期处于固定状态，得不到活动，因而造成关节功能僵硬，功能活动范围受限，影响下肢正常功能，并牵涉腰背部疼痛。这种后遗症引起的腰背痛在临床上常见。其中尤以近关节位骨折解除固定后关节功能障碍的多见。

对下肢骨、关节损伤后遗症所致的腰腿痛，除对腰腿痛对症治疗外，还应对损伤本身进行早期治疗，争取早日恢复关节原有功能。

### （二）治疗方法

**1** 手法治疗

方法 **1** 滚法

在患者的腰部及患侧下肢部，反复行滚法，使腰及下肢部的肌肉放松，改善下肢血液循环，7～8分钟；然后对腰及下肢施以散法，同时使患侧下肢进行被动活动，反复治疗2～3分钟。

方法 **2** 掌揉法

患者俯卧，医者以掌在其腰及下肢患处各揉动3分钟；在腰痛部可配合按

压等手法治疗3～5分钟；下肢患处可采用拇指按压法，扭揉法治疗。

扭揉法是医者将患者患肢提起，一手向外推，一手向里拉，使被提起的软组织在两手中呈"S"形。（图3-60）

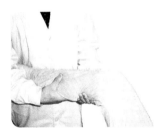

图 3-60 扭揉法

方法 **3** 推抚法合掌腕对打法

在患者腰背部自上而下，手法由轻渐重地进行推抚，使腰部产生温热感；然后再对其患侧下肢进行对打。

施术时医者立指稍屈曲，腕部放松，用手掌及腕部着力，在患者下肢患处作对打动作。（图3-61）此法可解除局部肌肉痉挛，减轻肌肉的疲劳。二法共做10分钟左右即可。

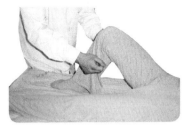

图 3-61 掌腕对打法

**2** 针灸治疗

方法 **1** 体针

**处方** 肾俞、命门、腰阳关、大肠俞、关元俞、八髎、下肢患部周围。

**操作** 用1.5～2寸毫针针刺上述穴位。且在患部周围进行围刺，留针10分钟左右，一般腰痛即可缓解。

方法 **2** 点穴疗法

**处方** 肾俞、腰阳关、环跳、承扶、殷门、委中、患处周围。

**操作** 用拇指在上述穴位处进行点按、点揉，使穴位产生酸胀热痛感觉，每穴点按2分钟左右。

**方法❸** 火罐疗法

**操作** 在腰骶部疼痛处涂抹上按摩乳，涂匀后，以闪火法将火罐吸于皮肤上，然后用力在疼痛部位推拉火罐，使局部皮肤出现瘀斑，后留罐10分钟。

**③ 药物治疗**

**方法❶** 外洗法

**处方** 牛膝15克、木瓜15克、苏木30克、细辛6克、赤芍12克、桃仁15克、乳香10克、没药15克、川乌6克、草乌6克、独活15克。

**操作** 上药入盆中共煎，热洗腰及下肢损伤部位，一剂药可用3天，加热后再使用。

**方法❷** 洗法

**处方** 伸筋草9克、秦艽9克、钩藤9克、络石藤10克、独活9克、红花6克、海桐皮9克、当归9克、没药9克、乳香9克。

**操作** 上述药物煎水熏洗患处，每次10分钟，1日2次。

**方法❸** 药酒内服法

**处方** 老鹳草、丁公藤、桑枝、豨莶草各50克，白酒1000克。

**操作** 将上药加工成粗末，倒入白酒中浸渍，密封14天后开封过滤即可。每日3次，每次饮服10毫升。

# 八、类风湿关节炎腰痛的 10 分钟缓解术

类风湿关节炎是一种以慢性对称性多关节炎为主要表现的周身性疾病。病因尚不清楚，但一般认为是感染后引起的自身免疫反应导致以滑膜炎为基础的关节病变。好发于青年女性，早期出现红、肿、热、痛和运动障碍，至晚期出现关节强硬或畸形。

类风湿关节炎的基本病理是滑膜炎，为滑膜充血、水肿、炎细胞浸润及渗出液增多等炎性改变，继续发展使滑膜增生、增厚，最后形成肉芽组织。软骨下骨质受累、纤维化，致使关节发生纤维强直。脊柱受损严重时，脊柱的前后纵韧带、棘间韧带、关节突、关节囊及骶髂关节前后的韧带均可形成骨化，致使关节脊柱强直。

## （一）临床表现

临床上分为周围型与中枢型两种类型。

| | | |
|---|---|---|
| **1 周围型** | 此型临床较为多见，主要特点为病变累及四肢小关节，为多发作。开始于四肢远端小关节，逐渐向上发展。早期关节疼痛，晨起重，活动后减轻。继而关节肿胀，活动受限。晚期出现肌肉萎缩，关节强硬畸形，固定性半屈位，手指呈梭状畸形。 | |
| **2 中枢型** | 病变发生在脊柱。颈椎较为常见，其次为胸椎和骶髂关节。夜间及早晨起床时疼痛、僵硬最为显著，活动后逐渐好转。最后关节及脊柱僵硬畸形。病程中局部压痛明显。 | |
| **3 全身症状** | 病程中可出现全身乏力、低热、手足出汗等。 | |

## （二）治疗方法

**1** 手法治疗

推拿治疗对类风湿关节炎，尤其是中枢型类风湿关节炎疗效较好。本节主要介绍中枢型，发生于腰骶椎的部分。

方法**1** 推抚法与揉法

患者取俯卧位，医者先在患者腰背部以病变局部为重点自上而下反复推动，使局部产生温热感，然后采用掌揉法沿脊柱及其两侧自上而下反复施术。二法结合运用，按摩10分钟左右。

方法**2** 按压法

先在局部做揉法2分钟，再用本法。采用按压法开始时宜轻，可选用拇指压法，沿棘突及棘突旁反复按压，逐渐增加压力压法。也可根据病情最后选用拐肘压法和颤压法。反复按压7~8分钟。

方法**3** 踩揉法

在局部首先施用揉法、擦法5~6分钟；然后再用本法。

患者俯卧，医者双手抓住单杠（或其他支撑物），用双脚反复在患者腰部踩动，约5分钟。本法适用于体质强壮的患者，对矫正畸形效果较好。

方法**4** 扳法

若病变发生在胸椎，医者可一手按住患者病变部位，一手扳肩，左右交替进行。病变发生在腰骶部的，可选用按腰扳腿法或后伸扳法。在使用扳法前要先在局部施以揉、按等放松类手法8~9分钟。

## ② 针灸治疗

**方法① 体针**

**处方** 大椎、身柱、命门、肾俞、大肠俞、委中。

**操作** 用毫针针刺得气后，根据病情虚实采用捻转或提插之补泻手法，留针10分钟。同时可配合艾卷灸每穴灸2分钟或更长时间。急性者每日1次。

**方法② 蜂针法**

**处方** 大杼、肾俞、气海俞、大肠俞、关元俞、小肠俞、膀胱俞。

**操作** 首先做过敏试验：分别于上、下午用1只蜜蜂刺患者腰部，1分钟后拔出。体温血压无变化为阴性。否则需做脱敏治疗。蜂针治疗时，用镊子夹住蜂头，蜂腹末端接触患者皮肤，使蜂尾部钩针刺入。10分钟后拔出，每日1次。

**方法③ 麦粒灸法**

**操作** 先将艾绒搓成麦粒大小，点燃至旺，急按在患者的阿是穴上，让其自灭，每次取3～5个部位，每个部位如此反复灸5壮。隔日1次。

**方法④ 磁圆针叩压法**

**处方** 腰阳关、夹脊、肾俞、命门、阿是穴。

**操作** 用磁圆针沿经络方向来回叩击、按压穴位，每穴按压2～3分钟，循经叩击5～10遍。也可配合毫针治疗。

**方法 5** 电热灸

**处方** 肾俞、环跳、风市、血海、阿是穴、大杼。

**操作** 接通电热灸器电源，打开调节开关，待电热轮发热，调节温度至40℃左右。用电热轮刺激治疗上述穴位。每日1～2次，每次10分钟左右。

**方法 6** 手部按摩

**处方** 垂体、甲状腺、肾上腺、胰腺、生殖腺等反射区。（图3-62）

**操作** 首先按压位于大拇指上的垂体反射区，应持续揉按或用坚实的物品顶压住；然后再按摩其他反射区。按摩刺激的时间不宜过长，每次8～10分钟为宜，可隔天1次。这些反射区都在手心部位，比其他部位的反射区更为敏感，因此也不应用力过猛，不能过分刺激。

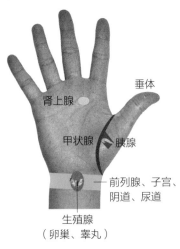

图 3-62 手部反射区

刺激生殖腺反射区能够产生激素，使人体系统的功能活跃和旺盛，具有预防和治疗关节炎的功能。因此，在用反射刺激疗法治疗关节炎时，也应刺激卵巢和睾丸的反射区，这个反射区位于手腕与手掌相接的横纹线附近，在小手指下方朝手腕方向。

刺激时，首先用大拇指压按这一反射区，然后用力压按并揉摩这一反射区。刺激强度可增加，时间可适当延长。

方法 **7** 足底按摩法

**处方** 肾、输尿管、膀胱、肾上腺、甲状旁腺、上身淋巴结、下身淋巴结、脾、肺等反射区。（图3-63、图3-64）

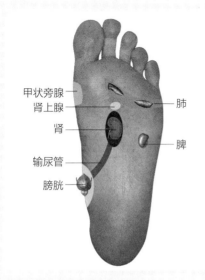 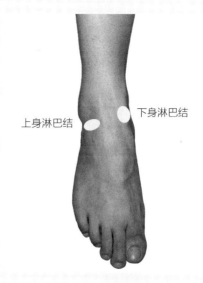

甲状旁腺
肾上腺
肾
输尿管
膀胱
肺
脾

上身淋巴结
下身淋巴结

图 3-63 足部反射区 1                图 3-64 足部反射区 2

**操作** 脾和肺反射区均可采用单食指扣拳法，其他反射区的按摩可用常规方法。

 方法 **8** 穴位注射法

**处方** 委中。

**操作** 取维生素$B_1$ 100毫克、维生素$B_{12}$ 0.25毫克，混合后分注于双侧委中穴中，要求有酸胀痛的针感。每日1次。10次1疗程。

**方法 9 药罐法**

**处方** 阿是穴。

**操作** 采用中药涂剂（白酒500毫升，内浸川乌、草乌、全当归、白芷、桂皮各15克，红花10克。24小时后去药取酒，再加入10瓶风油精，摇匀后装入500毫升输液瓶中密封备用）。以中号玻璃罐代替传统火罐。治疗时，患者取俯卧位，以痛点为中心，用中药涂剂，涂成直径约10厘米的圆面，后用闪火法拔罐，留置10分钟后取下。每日治疗1次。

**3 药物治疗**

**方法 1 中药内服法**

**处方** 类风汤：防己、茯苓、萆薢、泽泻、羌活、蜈蚣、桂枝、乳香、全蝎、蜈蚣、延胡索、秦艽、乌梢蛇、甲珠各等份。

**操作** 每日1剂，水煎服

**方法 2 药酒内服法**

**处方** 风湿酒：红毛五加皮、陕茵陈、杜仲、续断、香橼各25克，羌活、独活、广木香、虎骨、木瓜、甘草、白花蛇（亦可不用）各15克，牛膝、天麻、当归、防风、海桐皮各20克，生地10克，白酒1500克。

**操作** 将诸药浸入白酒中，2周后即可饮用。每日1～2次，每次最多30毫升。同时可用此药酒外搽患处。

**方法 ③ 熏洗法**

**处方**

独活、秦艽各20克，防己、木通、细辛各15克，海桐皮、苍术、藁本各25克，桑枝、松节、冬瓜皮各50克。

**操作**

诸药共研粗末，加水2000毫升煎煮，水沸后取下，趁热熏洗患处。水温下降后，可用药包蘸药水敷熨患处，每次10分钟左右。

本方适用于湿重者。

**方法 ④ 熏洗法**

**处方**

陈艾50克、小茴香25克、千年健20克、麻黄10克、藁本15克，川芎20克、官桂20克、松节25克、丁香10克。

**操作**

上药为末，纱布包起，加水煎沸取下，趁热熏洗，本方适用于寒重者。

**方法 ⑤ 外敷法**

**处方**

香丹膏：麻油240毫升，黄蜡7.5克，松香30克，黄丹30克，铜绿6克，轻粉3克，制乳香、没药各9克。

**操作**

先将麻油熬滚，加黄蜡化开，放入松香，再下黄丹。其他药研末加入，搅匀成膏备用。用时将膏薄摊于患部，外加绷带固定，1日1次，5～7日为1疗程。

**方法 ⑥ 外敷法**

**处方**

生川乌、生草乌、生南星、生半夏各等份。

**操作** 上药，共研细末，用酒蜜调和，趁热敷患处。适于寒性痛痹。

**方法 7** 药膳疗法

**处方** 五加皮醪（五加皮50克）。

**操作** 五加皮加水适量，泡透、煎煮。每30分钟取煎液一次，共取2次。再将煎液与糯米500克共同烧煮，做成糯米干饭，待冷，加酒曲适量，拌匀，发酵成酒酿。每日佐餐食用。也可用薏苡仁制作。

**4** 其他疗法

**方法 1** 蜡疗法

**操作** 单纯发生在腰骶部的病变，采用蜡饼法、蜡袋法均可。伴有四肢关节病变者，可在病变关节部位采用浸蜡法。具体操作如下：将蜡熔解，俟其冷却到54℃左右时在患部涂一层薄蜡，此层要大于需治疗的部位，然后将肢体浸入蜡液中并迅速提出，稍冷却后再放入、提出，如此反复多次，使石蜡厚度达1厘米，形成蜡套，然后将肢体浸入蜡液中。每次根据需要治疗10分钟左右，但要注意防止烫伤。

**方法 2** 水疗法

**操作** 浴缸内放入温水，将全身浸入水中，其间用双手按摩腰部及其他各病变关节，每日2次，每次10分钟。有条件的可进行温泉浴。如能进行游泳，借助水的浮力及液体弹性波的作用，防治类风湿关节炎效果会更好。因温水可减轻肌肉的疼痛和痉挛，并使皮肤血管先收缩后舒张，起到"血管体操"的作用。

**方法 3 红外线疗法**

**操作** 在治疗部位旁侧把红外线灯固定，照射灯距根据灯的功率调节，一般为30～50厘米左右。以有舒适热感，皮肤出现桃红色的均匀红斑为合适。如出现大理石样红斑则表示过热。每次治疗时间以10～15分钟为宜，每日1～2次。

**方法 4 运动疗法**

**对症运动功** 锻炼颈、脊柱、肩、肘、髋、膝等关节，以矫正畸形，改善功能。

扩胸展肢：站立，两手抱于胸前。向两侧伸展平后再还原。反复3～5次。

举肢过顶：站立，两手置于腹前，由两侧向上伸，至两掌心相对，还原，反复多次。

后仰伸展：将两手抱于头后，挺胸，头向后仰，两脚前后交叉，如此反复多次。

叉腰侧弯：两手叉腰站立，一腿向体侧伸出，腰部尽力侧弯，两侧交换做，反复多次。

举肢后展：腿前后站立，伸两上肢并尽力向后展3～5次，还原；后下肢交换位置，上肢同前，反复3～5次。

**方法 5 气功点穴按摩**

① 患者取坐式，闭目，全身放松。

**取穴** 天宗、肩贞、肩髃、曲池、手三里、阳溪、阳池、合谷、神门、大陵、太渊等穴。

| 手法 | 点按法、揉法、拿法、拍法、振颤法等，另外，用中指弹指关节数次。 |
|---|---|

② 患者取俯卧式，腰带解开，闭目，全身放松。

**取穴** 大椎、身柱、至阳、阳关、肾俞、腰俞、八髎、环跳、承扶、委中、承山、承筋、昆仑等穴。

| 手法 | 点按法、掌按法、揉法、振颤法、拍法等。 |
|---|---|

③ 患者取仰卧位，闭目，全身放松。

**取穴** 华盖、膻中、气海、关元、膝眼、足三里、阳陵泉、悬钟、照海、解溪、侠溪等穴。

| 手法 | 点按法、拿法、揉法、振颤法、拍法等。 |
|---|---|

## 方法 6 点穴按摩法

**操作** 运气推振法：患者取坐位，医者立于患者一侧，用掌推振患者颈项两侧及肩部，患者配合做颈部左右旋转及后伸活动。运气推振时以患者颈部有热感为宜。按拿法：患者取俯卧位，医者侧立，于患者腰背部沿脊柱两侧，从大椎穴至命门穴反复施用按拿法。或配合使用振颤等手法，以疏通督脉及膀胱经。点压法：患者取俯卧位，医者侧立，用气功点压法施于脊柱两旁，从大椎穴至八髎穴，向下再点压两下肢至涌泉穴，反复6～10遍。或配合平推手法，反复6～12遍。

方法 **7** 足部功法

风偏枯候导引法：脊背正直靠墙，伸展两脚和脚趾，调息入静，从头上引气下行，用意念送气，达到两足的十趾和脚心，可反复21次，至脚心及脚趾受气为止。

Chapter

{ 4 }

第四章

# 其他类型腰痛
# 缓解术

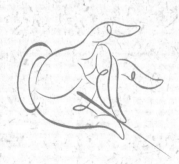

## 一、肾虚腰痛的 10 分钟缓解术

中医学认为腰为肾之府。肾主骨、生髓，肾精亏损，则腰脊失养，酸软无力，其痛绵绵，遇劳更甚，逸则减轻，喜按揉拒暴力。

肾虚腰痛病因多为先天禀赋不足，后天劳累太过，或久病体虚，或年老体衰，或房事不节，导致肾精亏损，无以滋养腰脊。一般来说，患者没有脊柱或腰背部软组织的原发性、器质性病变，也没有特征性的X线表现。检查时患者除表现为腰背部肌肉软弱外，一般无特殊体征。中医学将此病分为肾阳虚与肾阴虚两种类型。

### （一）临床表观

**1** 肾阳虚

肾阳虚多因久病内伤所致。常见于年老体弱的患者。主要症状有腰痛隐约缠绵，膝腿酸软无力，畏寒肢冷，腰部喜温喜按，面色㿠白，精神不振，失眠健忘，少腹拘急，舌淡，脉滑沉细。

**2** 肾阴虚

肾阴虚多因热病之后耗伤肾阴及内伤所致。主要症状有面色潮红，手足心热，口燥舌干，身体消瘦，腰膝酸软，舌红少苔，脉细数。

检查时腰部无明显和固定的压痛点，无明显运动功能障碍。本病日久可导致身高降低和驼背。

### （二）治疗方法

**1** 手法治疗

肾虚性腰痛的患者，无论是肾阳虚还是肾阴虚，推拿治疗均有较好的疗效。一般手法宜轻，除在腰背部施术外，也可在头部和腹部同时施术，调整全身的生理功能，平衡阴阳。

### 方法 ① 推抚法

患者俯卧，医者在其腰背部施以推抚法，自上而下，反复操作，使其腰背部产生温热舒适感。约10分钟。

### 方法 ② 揉法

医者采用掌揉法，在患者腰背部做环形揉动，用力宜轻，以患者感到舒适为度。反复施术7～8分钟后，改用散法施术2分钟。

### 方法 ③ 指弹法

患者俯卧，医者两手自然伸直，五指稍分开，以两小指尺侧着力，在患者腰背部自上而下地反复弹打，手法宜轻快而有节奏，约7分钟；然后可用拇指压按法沿脊柱两侧在棘突间自上而下反复按压4～5遍，使患者腰背部的肌肉放松。（图4-1）

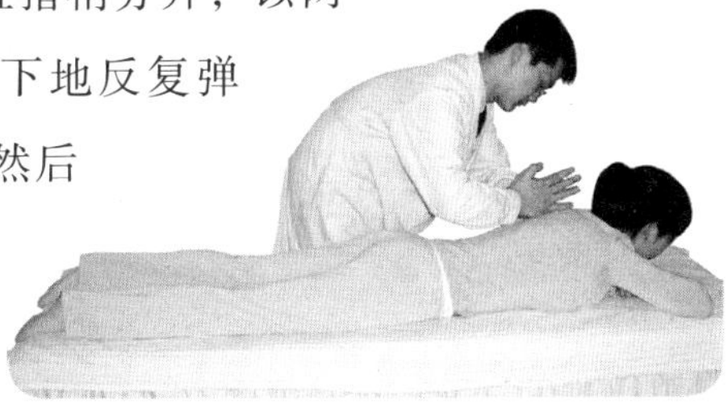

图 4-1 指弹法

### 方法 ④ 捏脊法

首先在患者腰背部施以揉法、擦法等放松类手法7～8分钟，再用本法。

患者暴露整个腰背部，医者用双手拇、食二指，将患者背部皮肤轻轻捏起，其余的中指、无名指、小指提成半拳状，食指半屈，拇指伸直，虎口向前，自患者尾骶部开始，沿着脊柱，边提捏边向上推进，直至大椎穴为止，反复提捏5遍。（图4-2）

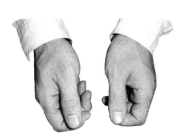

图 4-2 捏脊法 1

捏脊时患者可取俯卧位，也可取坐位。（图4-3、图4-4）

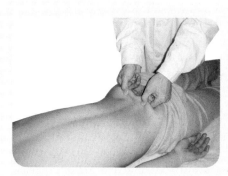 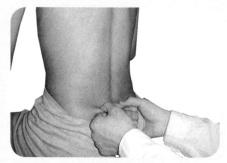

图 4-3 捏脊法 2　　　　　　　　　图 4-4 捏脊法 3

**方法 5　头部推拿法**

分抹法：医者以两手大拇指指腹着力，从患者两眉弓间的印堂穴开始，沿眉弓上缘分抹至双侧的太阳穴。前额可分3条线分抹，每线分抹5～6遍。（图4-5、图4-6）

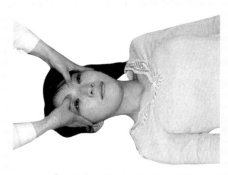 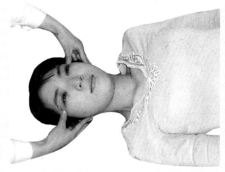

图 4-5 分抹法 1　　　　　　　　　图 4-6 分抹法 2

抹眉弓法：医者用两手大拇指指腹着力，从患者的两眉弓间印堂穴开始，沿眉弓分别向外对揉攒竹、丝竹空等，直至太阳穴。反复2～3遍。（图4-7、图4-8）

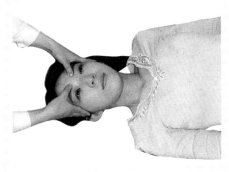

图 4-7 抹眉弓法 1

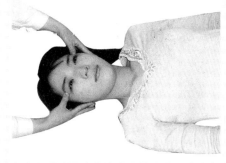

图 4-8 抹眉弓法 2

压三经法：医者以大拇指指腹着力，从患者印堂穴开始，沿督脉经线向上压至百会穴，然后从两眉弓上的阳白穴开始向上压至与百会穴同水平的络却穴。对百会、印堂、阳白穴加重刺激，反复施术3～4次。（图4-9、图4-10）

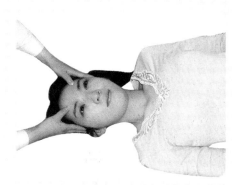

图 4-9 压三经法 1

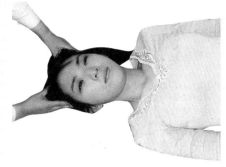

图 4-10 压三经法 2

抹擦法：医者以两手中指、食指、无名指之末节着力，紧贴患者两颞部进行环形抹擦，抹擦时，环形要由一点向外扩散，直到头顶。（图4-11）

指梳法：医者两手五指屈曲以手指指端着力，对患者头发作快速而有节奏的梳抓。（图4-12）

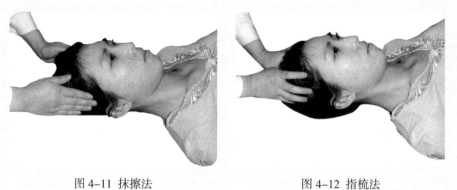

图4-11 抹擦法　　　　　　　　　　　图4-12 指梳法

　　上述手法做完后，点压睛明、印堂、百会、风池、太阳等穴共10分钟左右。

方法 **6** 腹部推拿法

　　旋摩法：医者以两手全掌着力，从患者右下腹开始，沿升、横、降结肠的方向反复旋转运摩。手法宜轻快、柔和、深透。（图4-13）

　　掌托法：医者用右手掌根和大鱼际着力，沿旋摩法的路线，在患者腹部缓慢地推动。压推法略重，反复操作3~5遍。（图4-14）

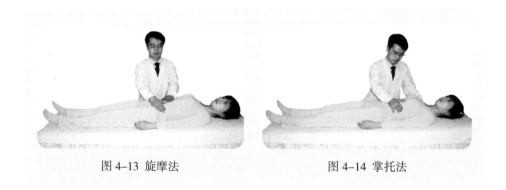

图4-13 旋摩法　　　　　　　　　　　图4-14 掌托法

　　蝶转法：医者以右手全掌按住患者脐部，手掌不移动，用暗劲反复作顺时针方向旋压，以小鱼际、大鱼际、小指根的着力顺序周旋，必要时左手可按于

右手背上给以辅助压力。（图4-15）

摩脾胃法：医者两手全掌着力，沿患者肋弓下缘自左而右地旋转运摩，反复操作20～30次。（图4-16）

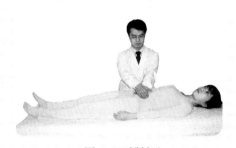

图 4-15 蝶转法

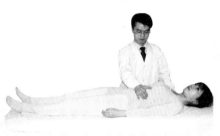

图 4-16 摩脾胃法

分推法：医者以两手拇指指腹着力，从患者剑突开始向下向两侧分推，反复操作30～50次。（图4-17）

以上手法操作后，可点压神门、三阴交、少海及少冲、少府、足三里。（图4-18～图4-23）

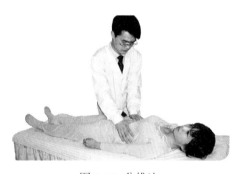

图 4-17 分推法

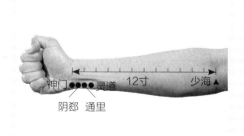

图 4-18 神门

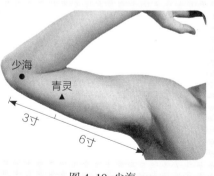

图 4-19 少海

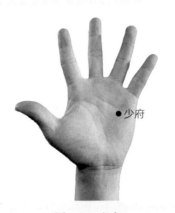

图 4-20 少府

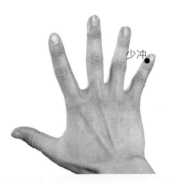

图 4-21 少冲

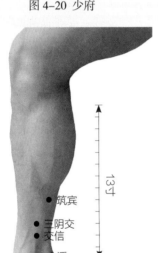

图 4-22 三阴交

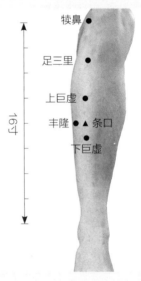

图 4-23 足三里

② 针灸治疗

方法 1 体针

肾阴虚：主穴取肾俞、命门、志室、太溪，配穴取气海、委中。

肾阳虚：主穴取肾俞、志室、腰阳关、昆仑，配穴取后溪、次髎。针灸并用。

**操作** 穴位常规消毒后，以1.5～2寸毫针刺所选定的穴位，阳虚型加艾条熏灸，留针10分钟。每日1次。

**方法 ② 灸法**

肾俞、命门、志室、中极、中脘、关元、足三里、太溪。

**操作** 采用隔姜片或附子片灸，将艾绒捏成小锥体置于姜片或附子片上点燃，每穴灸3～5壮，也可用艾条熏灸。

**方法 ③ 耳穴压豆法**

肾、肝、脾、胃、神门、腰骶椎、内分泌、睾丸（卵巢）。（图4-24）

**操作** 5×5毫米的小块胶布，中间置1粒王不留行籽，贴于穴位上，用手指对压数次，并嘱患者每日按压数次，手法宜轻柔，力量宜和缓，每次10分钟左右。

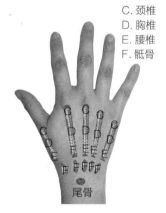

图 4-24 耳穴

**方法 ④ 手部按摩法**

肾、肝、脾、脊椎反射区。（图4-25～图4-27）

**操作** 肝、脾、肾三部位可施用揉按法、压按法，每穴各2分钟；脊椎反射区可采用推按法，施术约4分钟。

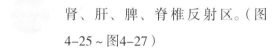

C.颈椎
D.胸椎
E.腰椎
F.骶骨

尾骨

图 4-25 手部反射区 1

187

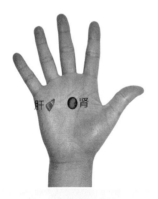

图 4-26 手部反射区 2

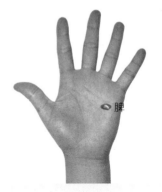

图 4-27 手部反射区 3

( 方法 **5** ) 足底按摩法

**处方** 肾、输尿管、膀胱、肝、胆囊、胃、大肠、小肠、甲状旁腺等反射区。（图4-28）

**操作** 按摩可选用食指扣拳、推掌加压等方法，反复操作，约10分钟，至足底有温热酸胀感为宜。

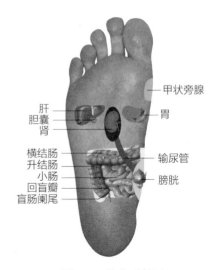

图 4-28 足底反射区

( 方法 **6** ) 指针疗法

**处方** 肾俞、命门、志室、殷门、阳陵泉。

**操作** 采用揉扪法，用力不宜过重，手法轻柔和缓为宜。每次每穴2～3分钟。

③ 药物治疗

方法 1 中药内服

真武汤加味、金匮肾气丸、壮腰健肾丸等。汤药每日1剂，早晚各1服。成药每次1～2丸，每日2次。

方法 2 药酒疗法

**操作** 狗尾1条，猪腰子1对，生姜60克，炖服，饮汤吃肉，连服5次。

方法 3 药酒内服

枸杞子200克。

**操作** 将枸杞子剪碎，放入细口瓶内，加60度白酒300毫升，瓶口密封。一周后可开始饮用，每晚饮10～20毫升。

方法 4 药粥疗法（枸杞羊肾粥）

鲜枸杞叶500克、羊肾1对。

**操作** 鲜枸杞叶洗净，切碎，羊肾洗净，切碎，大米250克，加水适量，以小火煨烂成粥，分顿食用。

方法 5 药粥疗法（羊脊粥）

**操作** 羊脊骨一具（洗净，剁碎）、肉苁蓉30克、菟丝子30克。以纱布包扎，加水适量，共煮炖4小时，取汤适量，加淘净的大米适量，再煮成粥即可食用。有补虚弱，益精气，强腰脊之功能。

**方法❻** 药膳疗法（杜仲爆羊腰）

**操作** 杜仲15克、五味子60克，加水适量，煎煮40分钟，去渣，加热浓缩成稠液，备用；羊腰500克洗净，切成小块腰花，先以芡汁裹匀，再以热油爆炒，至嫩熟，调以酱油、葱、姜等调料即可。本品可补肾强腰。

**④ 其他疗法**

**方法❶** 红外线疗法

**操作** 用红外线灯照射腰部，以局部有温暖舒适感为宜。照射时间为10分钟左右。

**方法❷** 热敷灵外敷法

**操作** 以市售热敷灵外敷患处，敷前用热水清洗干净局部。

**方法❸** 刮痧疗法

**处方** 大椎、大杼、肾俞、关元俞、气海俞、足三里、三阴交、太溪、膏肓、神堂。

**操作** 用泻法刮拭大椎、大杼、膏肓、神堂，使之出现紫色疙瘩，配合刮拭其他穴位，每次10分钟左右。

**方法❹** 喷酒按摩法

**操作** 在整个腰部连续猛喷酒后，用两手反复交替旋摩，手法由轻渐重，然后用两拇指用力按揉肾俞、命门、膀胱俞等穴部位，约5分钟。

在患者的两脚心连续喷洒后，用两手连续交替抓捏、按揉，再用掌根搓涌泉穴，手法自然，由轻渐重，有钝痛热感向上传导为宜，约5分钟。

### 方法 **5** 气功点穴疗法

患者取俯卧位，双臂弯曲平放肩前，在胸腹及双踝部垫枕。医者侧立，以掌从大椎沿督脉向下运气按摩至命门，再沿膀胱经自上而下行运气振摩法6～12次。

运气按揉第1～5腰椎，沿小腿内侧足三阴经点揉按至内踝，反复6～12次。

### 方法 **6** 气功疗法（强壮功）

➤ **姿势**：分为坐势、站势、自由势。

坐　　势：又分为自然盘膝势、单盘势、双盘势3种。

站　　势：两足分开与肩同宽，膝微屈，含胸拔背，头微前倾，闭目，沉肩垂肘，小臂微屈，拇指与四指分开如捏物状，置小腹前，或抬起置于胸前如抱球状。

自 由 势：姿势不固定，可根据自身的情况选择姿势，只要利于意守丹田、调整呼吸，并放松全身，解除疲劳即可。

➤ **呼吸**：分为自然呼吸、深长的混合呼吸、逆呼吸3种，均以鼻呼吸，舌抵上腭。

自然呼吸：即不改变原来的呼吸形式，听凭自然。

深长的混合呼吸：在自然呼吸的基础上，比平时呼吸得深长、细匀。

逆　　呼　　吸：吸气时腹缩胸扩，呼气时胸收腹鼓。此呼吸法要逐步锻炼，不可勉强。

深长的混合呼吸和逆呼吸在饭后不宜练，自然呼吸可随时练习。

➤ **意守：**意守部位为丹田，似有似无地意守。

**方法 7　气功点穴按摩**

**操作**

① 准备：患者取俯卧位，腰带松开，闭目，全身放松。

② 取穴：命门、腰阳关、肾俞、大肠俞、气海俞、腰俞、委中、昆仑等穴。

③ 手法：点按法、掌按法、揉法、拍法、振颤法。

④ 患者改为仰卧位，闭目，全身放松。

⑤ 取穴：气海俞、关元俞、血海、足三里、三阴交等穴。

⑥ 手法：点按法、掌按法、揉法、摩法、振颤法。

**方法 8　橡胶锤疗法**

取常规弹打部位，即督脉和脊柱两旁，以橡胶锤反复弹打，并以腰部疼痛部位为重点，反复弹打6分钟左右。

取腰部痛点、肾俞、命门、志室、殷门、委中、承山、足三里、三阴交、太溪等穴反复弹打，弹打力量宜均匀，要有节律，切忌用力过猛，每穴轮流弹打，也可由上而下按顺序一遍遍弹打，约4分钟。

## 二、妇科疾病腰背痛的 10 分钟缓解术

妇科疾病大多可引起腰背痛及下腹痛，但以带下疾病所引起的腰背痛为多见。由于带脉绕脐一周，带脉不固，约束不利，可造成腰背痛、下腹痛或腰膝酸软无力。年老体弱、先天不足、体弱多病、肝肾两亏、肝血不足、肝郁不达、冲任失调等因素均可引起湿浊或湿热下注而成带下病。

另外，原发性痛经，除下腹部出现痉挛外，疼痛可向骶部、臀部及大腿内侧放射，产生下腰痛。妊娠后期腰部逐渐处于过伸位，下腰段负重增大，亦可造成腰痛。单侧附件炎或包块，常出现同侧大腿前牵涉痛，双侧者可牵连腰部沿筋脊向背部延伸。子宫后倾时，可在骶、臀部位引起疼痛，少数子宫内膜异位症，可刺激闭孔窝之闭孔神经，或坐骨神经而引起躯干痛，其原因是女性生殖系统的自主神经支配与脊柱的神经支配有着密切关联，故常发生反射性或牵扯性腰腿痛。

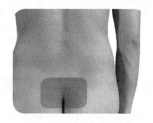

图 4-29 妇科疾病常见腰痛位置 1

*妇科疾病引起的腰腿痛的特点*：疼痛部位常在骶部及臀部，以双侧对称性痛多见，可能与月经、妊娠相关，并有可能出现周期性疼痛。（图4-29、图4-30）

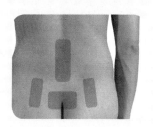

图 4-30 妇科疾病常见腰痛位置 2

**1** 手法治疗

方法 **1** 揉捻法

在患者的腰骶部用揉捻法反复揉动，使局部产生温热感；然后采用握拳击法。

拳击时手捏空拳，腕部放松，以食指、中指、无名指和小指的第二指节背

面着力，用肘关节小幅度的屈伸运动带动前臂轻击腰部，双手交替上下进行。（图4-31）

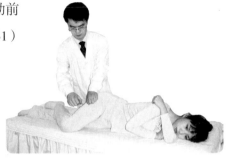

方法 **2** 搓法

患者俯卧，医者以手小鱼际处着力，在其患部反复搓动1分钟，使局部肌肉放松；再用推法，自上而下反复推抚3分钟，从而解除腰骶骨部的酸痛。

图 4-31 揉捻法

方法 **3** 按压法

可采用拇指按压和拐肘按压法。先在患者腰痛部位用拇指按压法反复压按3分钟，再用拐肘按压法，用力宜和缓。按压3～5分钟后，在腰骶部用散法治疗2分钟。

方法 **4** 捏脊法

患者俯卧，医者从尾骶部捏起患者肌肉，自下而上提捏，反复5遍，再于脊柱两侧自上而下做环形揉动3分钟，再以十指尖反复叩击脊柱两侧，约3分钟结束。

**2** 针灸治疗

方法 **1** 体针

处方 八髎、肾俞、大肠俞。带下病加带脉、白环俞、气海俞、三阴交。痛经加中极、命门、关元俞、地机、足三里、大赫。盆腔炎加关元、中极、气冲、三阴交。（图4-32～图4-34）

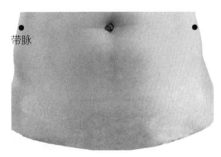

带脉

图 4-32 带脉

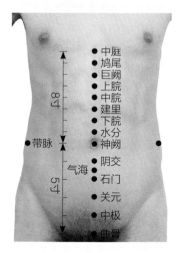

图 4-33 体针穴位 1

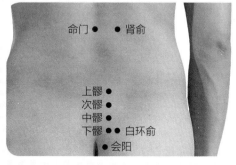

图 4-34 体针穴位 2

 选1.5～2寸毫针针刺以上所选诸穴，实证用泻法，虚证用补法，也可加灸，留针10分钟左右。

**方法 2 灸法**

中脘、气海、关元、中极、肾俞、次髎、三阴交。

 采用艾卷温和灸，点燃艾卷一端，对准穴位进行熏灸，温度以患者能忍耐为度，每穴1～2分钟，以局部出现红斑为度。此法适用于妇女虚性病之腰痛。

**方法 3 刺络拔罐法**

主穴：十七椎、腰眼；配穴：八髎穴周围之络脉。

 用三棱针迅速刺入穴位，出针后立即拔罐，约5～10分钟。取罐后用碘酒棉球消毒针孔，3～5日1次。本法适用于慢性盆腔炎及带下病引起的腰痛。

**方法 4 耳穴压豆法**

**处方** 痛经取腰椎、子宫、肝、胆、肾、腹、内分泌、肾上腺、耳迷根等穴。带下病取脾、肾上腺、子宫、盆腔、三焦、卵巢、腰椎。（图4-35）

**操作** 用胶布将王不留行籽固定于以上耳穴，每日不定时按压，愈痛愈按。在初次按压时，往往疼痛较重，患者甚至不能坚持，此时可停止按压，待其痛缓后，再行按压。

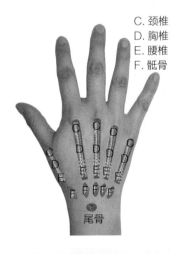

图 4-35 耳穴

**方法 5 手部按摩法**

**处方** 性腺（卵巢、子宫、阴道等）、垂体、脊柱等反射区。（图4-36、图4-37）

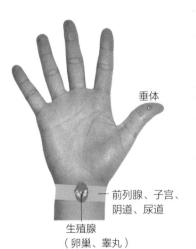

图 4-36 手部反射区 1

图 4-37 手部反射区 2

操作　首先压按大拇指，刺激3分钟左右；再用揉按法按压其余反射区，重点按压性腺反射区约5分钟；再按压脊柱2分钟。

方法 6　足底按摩法

处方　痛经引起的腰痛：肾、垂体、生殖腺、腹股沟、下腹部、腰椎等反射区。（图4-38 ~ 图4-40）

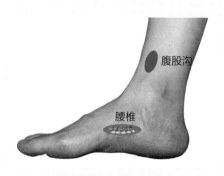

图 4-38　足部反射区 1

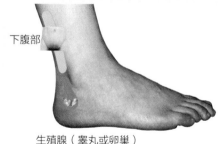

生殖腺（睾丸或卵巢）

图 4-39　足部反射区 2

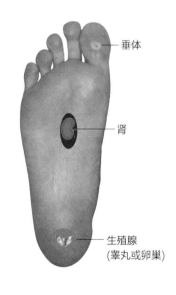

图 4-40　足部反射区 3

操作　首先用按压法按肾脏，再揉按脑垂体、腹股沟，重点揉按腰椎、生殖腺和下腹部。

方法 **7** *足底按摩法*

**处方** 带下病引起的腰痛：子宫、阴道、肾、脾、腰椎等反射区。（图4-41、图4-42）

**操作** 医者一手持患者脚，另一手半握拳，食指弯曲，以食指第1指间关节顶点施力，由脚趾向脚跟方向按摩约10分钟。

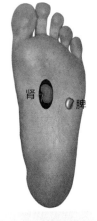

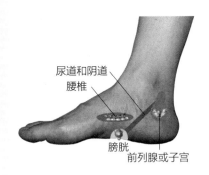

图 4-41 足部反射区 1                    图 4-42 足部反射区 2

方法 **8** *足底按摩法*

**处方** 慢性盆腔炎引起的腰痛：生殖腺、子宫、肾、下腹部、垂体、输尿管、膀胱、肾上腺、甲状腺、甲状旁腺等反射区。（图4-43、图4-44）

**操作** 医者一手持患者脚，另一手半握拳，以食指第1指间关节为着力点，用力按摩10分钟左右。

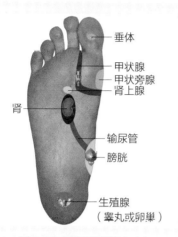

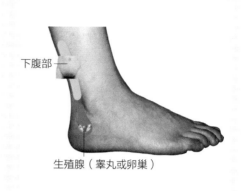

图 4-43 足部反射区 1　　　　图 4-44 足部反射区 2

方法 **9** 点穴按压法

处方 八髎、肾俞。带下病加带脉、中脘、气海、三阴交；痛经加关元、气海、命门、三阴交。

操作 采用拇指点按法。

**3** 药物治疗

方法 **1** 中药内服法

处方 带下病用完带汤（白术30克、山药30克、苍术9克、车前子9克、白芍15克、党参6克、甘草3克、柴胡1.8克、黑芥穗1.5克、陈皮1.5克）加减。痛经虚证可用温经汤（吴茱萸、当归、芍药、川芎、人参、生姜、麦冬、半夏、牡丹皮、阿胶、甘草、桂枝）加减，实证可用少腹逐瘀汤（小茴香、干姜、延胡索、当归、没药、川芎、肉桂、赤芍、蒲黄、五灵脂）加减。

每日1剂，早、晚各服1次。

方法 **2** 药酒内服法

**处方** 地骨皮90克，炙萆薢、炙杜仲各50克，好酒1000克。

**操作** 将上药3味捣细，用好酒入净器中浸之，密封，隔水煮1时许，取出候冷，即可使用。

适用于妇女带下、腰背酸痛、小便频数之症。

方法 **3** 药酒内服法

**处方** 当归250克、白酒1000克。

**操作** 将当归切薄片，浸于白酒中3～5日即可。每日3次，每次饮10～20毫升。适用于痛经、腰痛、便秘、瘀血阻滞小腹疼痛等症。

方法 **4** 醋蛋法

**处方** 鸡蛋2个、黑豆60克。

**操作** 将鸡蛋与黑豆同煮，待鸡蛋熟后剥去蛋壳，放回锅内再煮，服用时加米酒125克，吃蛋饮汤，适用于痛经伴有乏力倦怠，面色苍白，腰腿酸痛者。

方法 **5** 热熨法

**处方** 当归、延胡索、红花、胡椒、蚕沙各等量。

**操作** 上药醋炒，布包熨患部。适用于痛经伴有经来不畅、夹有血块，乳房胀痛，腰痛患者。

**方法 6** 外敷法

痛经散：丁香、肉桂、延胡索、木香各等份。

操作　上药研末，外贴关元、三阴交2穴，每日1次，每次10分钟。

**方法 7** 外敷法

当归、桃仁、红花、桂枝各10克，白花蛇舌草40克，刘寄奴30克，败酱草20克，川芎6克，赤芍、山慈菇各15克。

操作　上药共研细末，做成腰带，系于腰间。

**方法 8** 外敷法

川椒、降香、大茴香各12克，乳香、没药各9克。

操作　上药共研细末，以面粉3勺，好高粱酒少许，调敷患处，再以热水袋温敷包块部位，同时可敷于腰部，约10分钟，每日2次。适用于慢性盆腔炎有包块者。

**方法 9** 外敷法

羌活、独活各30克，千年健、白芷、艾叶、石菖蒲各15克，生川乌20克，紫苏、花椒各10克。

操作　上药共包入布袋内，蒸热后热敷于下腹部，每次10分钟，每日1次。

**④ 其他疗法**

**方法 ①** *刮痧疗法*

**处方** 主穴：大椎、大杼、膏肓、神堂。配穴：关元俞、三阴交、中极、地机、八髎、肾俞。

**操作** 用刮痧板治疗，泻法刮拭主穴，出现紫红色疹瘩为度。配合刮拭配穴即可使腹痛停止，腰痛缓解。根据虚实，可1日1次或隔日1次。

**方法 ②** *气功疗法（内养功）*

**姿势** 患者采用坐卧两势，或多卧少坐，或多坐少卧。

仰卧势：平身仰卧床上，头微前俯，躯干正直，两臂自然舒伸，十指松展，掌心向内，放于身侧，下肢自然伸直，脚跟相靠，足尖自然分开。双目轻闭。

侧卧位式：基本与仰卧同，侧卧于床上。

坐势：端坐于椅上，头微前俯，含胸拔背，松肩垂肘，掌心向下，轻放于大腿膝部，两脚前后平行分开，膝关节屈曲成90°。

**呼吸** 第一种呼吸法：即吸气→停闭→呼气。吸气时舌抵上腭，同时默念暗示放松的字句的第一个字；停闭时舌不动，默念字句当中所有的字；呼气时，舌落下，默念最后一个字。反复如此。

第二种呼吸法：即吸气→呼气→停闭。吸气时舌抵上腭，默念字句的第一个字；呼气时舌落，默念字句的第二个字；停闭时舌不动，默念其余字。

**意守** 意守下丹田，即意守以气海穴（脐下1.5寸处）为中心的小腹部位。可想象为一圆设在小腹表面，也可想象为一个球体，设在小腹之内。注意小腹随呼吸的出入而起落。

方法 **3** 定部功法

腰痛导引法：患者取坐位，两脚伸平，足五趾朝上，以两手五指抚摸足五趾，治疗因慢性盆腔炎引起的腰痛，每次10分钟。

方法 **4** 运动疗法

摩少腹：两手按在少腹部，向两侧同时转摩至腹股沟处，再自腹股沟处转摩到少腹部，20～30次。

搓腰骶：先将两手搓热，以热手搓两侧腰部各18次；再用两手的食指和中指揉尾骨部，两侧各36次。

和带脉：自然盘坐，两手脚前相握，上身旋转，自左而右转16次，再自右而左转16次，扩胸时吸气，缩胸时呼气。

揉按大腿内侧20～30次。

按压大巨（脐下2寸，旁开2寸）、血海、三阴交各1分钟，每天早、晚各1次。

# Appendix

## 附录

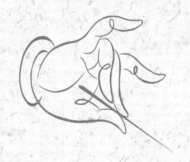

## 附录一　腰腿痛诸病常用穴位

《针灸大成》指出："后背病取足太阳经。取经者，取经中之穴也。一病可用一二穴。"腰背病经常取背部的经络穴位治疗，除了背部经络的穴位之外，也常在四肢取穴治疗。一般背部、棘突部位及骨等处，针入宜浅；下体肉厚处，针入可深，灸多无害。

### 一、足太阳膀胱经穴位

膀胱足太阳之脉，起于目内眦，上额交巅。其支者，从巅至耳上角。其直者，从巅入络脑，还出别下项，循肩髆内，挟脊，抵腰中，入循膂，络肾，属膀胱；其支者，从腰中下挟脊，贯臀，入腘中；其支者，从髆内左右，别下，贯胛，挟脊内，过髀枢，循髀外，从后廉，下合腘中，以下贯腨内，出外踝之后，循京骨，至小趾外侧。

现介绍膀胱经的常用穴位如下：

大杼：颈后第1胸椎棘突下，旁开1.5寸。主膝痛不可屈伸，伤寒汗不出，腰脊痛，头风振寒，项强不可俯仰，僵仆不能久立，身不安，瘈疭癫疾，身肿急大。针0.5寸。

肝俞：第9胸椎棘突下，旁开1.5寸。主治脊背痛，痉症，胁痛，转侧难，黄疸，目赤目眩等症。针0.5寸。

脾俞：第11胸椎棘突下，旁开1.5寸。主治腹胀，胸背痛，胁下满，水肿气胀。针0.5寸。

三焦俞：第1腰椎棘突下，旁开1.5寸。主伤寒头痛，肩背急，腰脊强不得俯仰，目眩头痛。针0.5寸。

肾俞：第2腰椎棘突下，旁开1.5寸，前与脐平。主耳聋肾虚，肾中风，踞坐而腰痛，虚惫，脚膝拘急，腰寒如冰，头重身热，膝中四肢淫泺，身肿如水。针0.5寸至1寸。

大肠俞：第4腰椎棘突下，旁开1.5寸。主脊强不得俯仰，腰痛，腹中气胀，绕脐切痛。针0.8寸至1.2寸。

关元俞：第5腰椎棘突下，旁开1.5寸。主治腰痛，腹胀，泄泻，小便频数或不利，遗尿。针0.8寸至1.2寸。

小肠俞：第1骶椎棘突下，旁开1.5寸。主治腰痛，腹痛，泄泻，痔疾，带下等症。针0.8寸至1.2寸。

膀胱俞：第2骶椎棘突下，旁开1.5寸。主治腰脊强痛，小便不利，泄泻、便秘等症。直刺或斜刺0.8寸至1.2寸。

中膂俞：第3骶棘突下，旁开1.5寸。主治腰脊强痛，泄泻，疝气。直刺1寸至1.5寸。

白环俞：第4骶椎棘突下，旁开1.5寸。主治腰骶疼痛，遗尿，疝气，月经不调，白带。直刺1寸至1.5寸。

上髎：第1骶后孔中，约为髂后上棘与督脉的中点。主大小便不利，腰膝冷痛，月经不调，带下。

次髎：第2骶后孔中，约为髂后上棘下与督脉的中点。主腰以下不仁，月经不调，带下，遗精，小便不利。

中髎：第3骶后孔中，约为中膂俞与督脉之间。主治腰痛，便秘，小便不利等症。

下髎：第4骶骨后孔中，约为白环俞与督脉之间。主治腰痛，腹痛，带下，二便不调等症。

会阳：尾骨尖旁开0.5寸。主治泄泻，便秘，痔疾，阳痿，带下。

承扶：臀横纹中央。主治腰骶臀肌部疼痛，痔疾。直刺1寸至2寸。

殷门：承扶穴与委中穴边线上，承扶穴下6寸。主治腰痛，下肢痿痹。直刺1寸至2寸。

委中：腘横纹中央。卧取之。主腰背痛，腿痛，坐骨神经痛，半身不遂等。直刺1寸至1.5寸。

膏肓：第4胸椎棘突下，旁开3寸。主治咳嗽，气喘，肺痨，健忘，背痛。

神堂：第5胸椎棘突下，旁开3寸。主治脊背强痛，咳嗽，气喘，胸闷。

志室：第2腰椎棘突下，旁开3寸。主阴肿阴痛，背痛，腰脊强直，俯仰不得，饮食不消，梦遗失精，淋沥等症。斜刺0.5寸。

秩边：第4骶椎棘突下，旁开3寸。主治腰骶痛，下肢痿痹，痔疾，小便不利。直刺1.5寸至2寸。

承筋：腓肠肌最高点，委中与承山穴的连线上。主治腰腿拘急疼痛，痔疾，直刺1寸至1.5寸。

承山：腓肠肌两肌腹之间凹陷的顶端。主治腓肠肌痉挛，腰背痛，腿痛，瘫痪，痔疾。直刺1寸至1.5寸。

飞扬：昆仑穴直上7寸，承山穴外下方。主治腰腿痛，足趾不能屈伸，痔疾等症。直刺1寸。

昆仑：外踝高点与跟腱之间的凹陷中。主治肩背拘急，腰脊内引痛，头痛项强，脚跟疼痛，下肢瘫痪，坐骨神经痛。直刺0.5寸。（图附录-1～图附录-7）

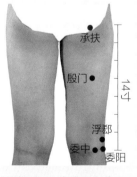

图附录-1 膀胱经穴位1

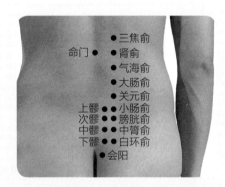

图附录-2 膀胱经穴位2

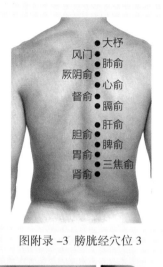

图附录 –3　膀胱经穴位 3

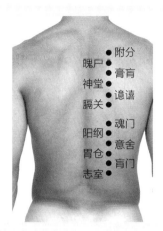

图附录 –4　膀胱经穴位 4

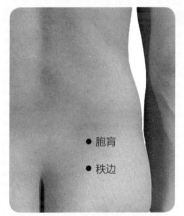

图附录 –5　膀胱经穴位 5

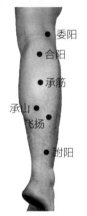

图附录 –6　膀胱经穴位 6

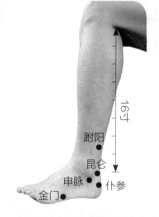

图附录 –7　膀胱经穴位 7

# 二、督脉穴位

督脉者，起于下极之俞，并于脊里，上至风府，入于脑，上巅，循额至鼻柱。

现介绍督脉的常用穴位如下：

*腰俞*：骶管裂孔处。主治腰脊痛，下肢痿痹，遗精，月经不调。斜刺0.8寸。

*腰阳关*：第4腰椎棘突下。主治腰骶痛，下肢痿痹，遗精，带下。针0.5寸。

命门：第2腰椎棘突下。主治阳痿，遗精，泄泻，腰脊强痛。针0.5寸。

悬枢：第1腰椎棘突下。主治腰脊强直不得屈伸，腹痛，泄泻。针0.5寸。

脊中：第11胸椎棘突下。主治泄泻，黄疸，痔疾，癫痫，小儿疳积，脱肛。针0.5寸。

大椎：第7颈椎棘突下。主治热病，头痛项强，背病，癫痫，风疹。针0.5寸。

以上穴位分布见图附录-8、图附录-9。

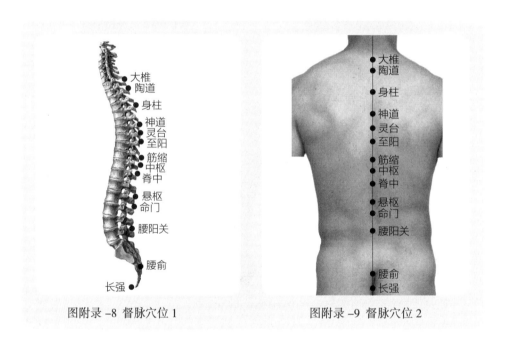

图附录-8 督脉穴位1　　　　　　图附录-9 督脉穴位2

## 三、足少阴肾经穴位

足少阴肾经起于小趾之下，斜向足心，出于舟骨粗隆下，循内踝后，进入足跟，以上腨内，出腘内廉，上股内后廉，贯脊属肾，络膀胱。其直者，从肾上贯肝、膈，入肺中，循喉咙，挟舌本；其支者，从肺出，络心，注胸中。

现介绍肾经的常用穴位如下：

涌泉：于足底前1/3，足趾跖屈时呈凹陷处。主治头痛头昏，咽喉肿痛，便秘，小便不利，昏厥等症。

太溪：内踝高点与跟腱之间的凹陷中。主治月经不调，遗精，阳痿，腰痛，下肢痿痹，二便不利，喉肿齿痛等症。针0.5寸。

复溜：太溪穴上2寸。主治水肿，腹胀，盗汗，腰痛。针0.5寸。

交信：复溜穴前0.5寸。主治月经不调，崩漏，阴挺，股沟内痛。针0.5寸。（图附录-10～图附录-12）

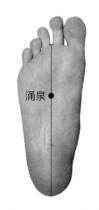

图附录 -10 足少阴肾经穴位 1

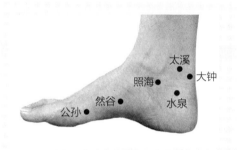

图附录 -11 足少阴肾经穴位 2

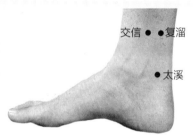

图附录 -12 足少阴肾经穴位 3

## 四、足少阳胆经穴位

胆足少阳之脉，起于目锐眦，上抵头角，下耳后，循颈行手少阳之前，至肩上却交出手少阳之后，入缺盆。其支者，从耳后入耳中，出走耳前，至目锐眦后；其支者，别锐眦，下大迎，合于手少阳，抵于顽，下加颊车，下颈，合缺盆，以下胸中，贯膈，络肝，属胆，循胁里，出气街，绕毛际，横入髀厌中；其直者，从缺盆下腋，循胸，过季胁，下合髀厌中，以下循髀阳，出膝外廉，下外辅骨之前，直下抵绝骨之端，下出外踝之前，循足跗上，入小趾次趾之间；其支者，别跗上，入大趾之间，循大趾歧骨内，出其端，还贯爪甲，出三毛。

现介绍胆经的常用穴位如下：

居髎：髂前上棘与股骨大转子高点连线的中点。主治腰痛，下肢痿痹，疝气。针1寸。

环跳：股骨大转子高点与骶管裂孔连线的外1／3与内2／3交界处。主治下肢痿痹，腰痛。

阳陵泉：腓骨小头前下方凹陷中。主治胁痛，口苦，下肢痿痹，脚气等症。直刺1寸左右。

悬钟（绝骨）：外踝高点上3寸，肋骨后缘。主治项强，胸胁胀痛，下肢痿痹，咽喉肿痛，痔疾。

丘墟：外踝前下方，趾长伸肌腱外侧凹陷中。主治胸胁胀痛，下肢痿痹，疟疾。

以上穴位见图附录-13、图附录-14。

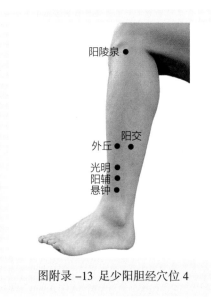
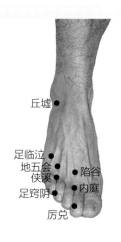

图附录 -13 足少阳胆经穴位 4　　　　图附录 -14 足少阳胆经穴位 5

# 附录二　腰腿痛患者的自我推拿

虽然推拿是治疗腰腿痛的有效方法，但是腰腿痛发病率较高，专门从事推拿的医生较少，远远不能满足广大病员的需要。因此，学习几种简便易行、行之有效的自我推拿法是十分必要的。坚持自我推拿，患者不仅可以解除病痛，而且还能磨炼自身与疾病作斗争的意志，增强战胜疾病的信心。

## 一、常见腰腿痛病的自我推拿手法

**①** 推抚法

患者取站立位或坐位，双手掌在腰骶部、臀部及下肢自上而下地推抚约100次。（图附录-15）

操作时以病变部位为重点，在疼痛处重点施术，以局部产生温热感为宜。

本手法适用于腰骶部、臀部及下肢疾患。

**②** 掌根抹法

患者取坐位，掌根在疼痛部位及穴位处，以顺时针方向按揉约1~2分钟。（图附录-16）

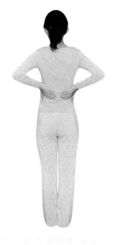
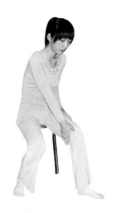

图附录-15 推抚法　　　　　　　图附录-16 掌根抹法

操作重点应放在疼痛处及附近穴位上。局部有酸痛胀感为宜，轻重要适宜。

本手法适用于臀部及下肢疾患。如臀上皮神经损伤、坐骨神经痛、梨状肌损伤、臀小肌综合征等。

**③ 摩擦法**

患者取坐位，双手或单手的掌侧面在患处皮肤上做快速摩擦，每分钟往返约300次。操作约1～2分钟。（图附录–17）

操作时最好在局部放一点滑石粉之类的润滑剂。手法要轻松柔和，速度要快，使局部产生温热感为宜。在腰骶部施术时，可用双手大鱼际在局部摩擦。

本手法主要适用于腰骶部及下肢部疾患。

**④ 提捏法**

患者取站立位或俯卧位。双手拇指、食指、中指在腰部至骶尾部来回提捏5～10遍。（图附录–18）

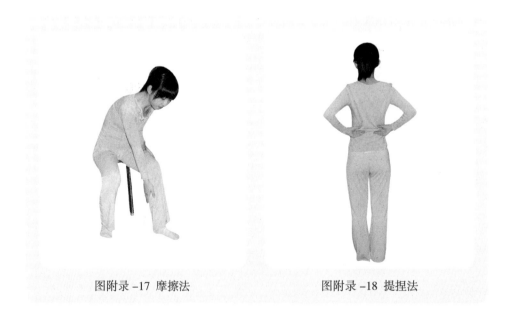

图附录–17 摩擦法　　　　图附录–18 提捏法

操作时以病变部位为重点。对体胖不容易提起者，可单用捏法。

本方法主要适用于腰骶部疾患。

### ⑤ 拍打法

患者取坐位，膝关节屈曲。双手掌在病变部位相对拍打约1分钟。（图附录-19）

操作时应手法灵活，腕部放松，拍打要轻重适宜，有节律。

此手法主要适用于下肢麻木、疼痛等疾患。

### ⑥ 掌腕对打法

患者取坐位，双手轻握拳，腕关节放松，用掌腕部在下肢疼痛部位及周围反复对打约1分钟。（图附录-20）

操作时双手掌要呈"空心拳"，腕部摆动要灵活。

此手法主要适用于下肢疾患。

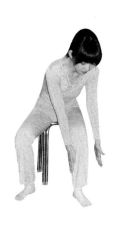
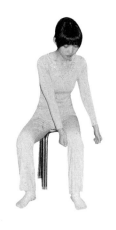

图附录-19 拍打法　　　　　　图附录-20 掌腕对打法

**⑦ 拳叩法**

患者取站位或坐位，双手轻握拳，在病变部位进行叩打约1分钟。（图附录-21、图附录-22）

操作时以局部产生酸胀感为宜。施术后感到轻松。

本方法主要适用于腰骶部及下肢疾患。

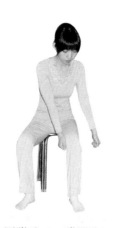 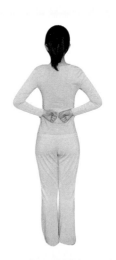

图附录 -21 拳叩法 1　　　　　　　　图附录 -22 拳叩法 2

**⑧ 拳揉法**

患者取坐位或站位，双手握拳在病变部位及邻近穴位上反复按揉。按揉时左拳逆时针方向、右拳顺时针方向，协调操作约1～2分钟。（图附录-23、图图附录-24）

此手法主要适用于腰骶部疾患。通过拳揉可以解除局部的肌肉痉挛，消炎止痛。

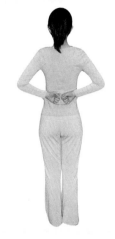

图附录 –23 拳揉法 1

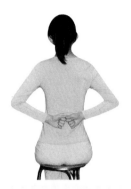

图附录 –24 拳揉法 2

**⑨ 五指揉拿法**

患者取坐位，双手五指在下肢肌肉丰满处反复揉拿约1~2分钟。（图附录–25）

操作时要动作连贯、有力，术后感到患肢肌肉轻松、舒适。

此手法主要适用于下肢疾患。

**⑩ 弹拨法**

患者取坐位，下肢肌肉自然放松，用拇指或中指、无名指在下肢承扶、殷门、委中、承山等穴位上进行横向弹拨。每个穴位弹拨5~10次。（图附录–26）

操作时，以穴位出现酸、麻、胀、痛感为度。

此法主要适用于腰背部及下肢疾患。

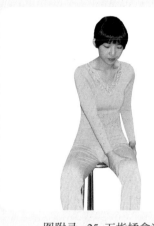 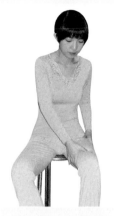

图附录 –25 五指揉拿法　　　　　　　　图附录 –26 弹拨法

## 二、自我推拿的注意事项

**1** 邻近取穴

根据疼痛部位，尽量选择邻近穴位取穴。通过穴位刺激达到治疗目的。

**2** 用力要适当

自我推拿要用力均匀，用力过小不能起到应有的刺激作用，用力过大容易疲劳。力量的大小应根据病情、患部肌肉的丰满程度来决定。轻柔的手法可以温通经络、活血化瘀、消炎止痛，刺激性较强的手法可以解除肌肉痉挛、止痛。

**3** 应持之以恒

应每天坚持认真推拿，且动作要持续有力。症状消除后再继续自我推拿，可以增强肌肉力量，防止疾病复发。

**4** 时间要充足

每次自我按摩时间应不少于20分钟。

## 附录三　腰腿痛患者的功能锻炼

### 一、功能锻炼的作用

功能锻炼又称练功疗法，它是通过运动以达到治疗和预防某些疾病的方法。临床实践证明，功能锻炼对于治疗软组织损伤有良好的效果，能推动气血运动，舒通经络，调整个体的功能，促进肢体水肿的吸收，并能防止肌肉萎缩、关节僵硬，有利于肢体的功能恢复。功能锻炼不仅仅是一种辅助疗法，而且是一种软组织损伤不可缺少的治疗措施，在临床上与手法和药物治疗一样，居于重要地位。

### 二、功能锻炼的方法

**①** 腰部前屈后伸法

两足微开站立，两手叉腰，做躯干前屈后伸动作，幅度由小到大，活动时腰肌要放松。（图附录–27、图附录–28）

**②** 腰部侧屈法

两足微开站立，两手叉腰，做躯干左右侧屈动作，活动幅度由小到大，至最大限度为止，活动时腰肌放松。（图附录–29）

以上两种方法合在一起也称为"风摆荷叶势"。

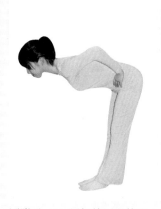
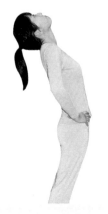
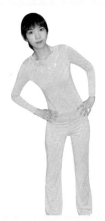

图附录 -27 腰部前屈后伸法 1　　图附录 -28 腰部前屈后伸法 2　　图附录 -29 腰部侧屈法

### ③ 腰部回旋法

又称"浪里荡舟势"。两足分开比肩稍宽，两手叉腰。做腰部环转运动，先向左环转一周，再向右环转一周，范围由小到大，速度由慢到快。（图附录-30）

### ④ 仰卧起坐法

又称"两手攀足势"。患者取仰卧位，两臂向上伸直，慢慢坐起，两手向前抚摸足尖，反复练习7～8次。（图附录-31）

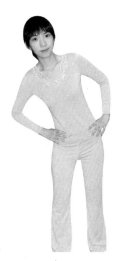

图附录 -30 腰部回旋法

### ⑤ 背肌练习法

又称"鲤鱼打挺势"。患者取俯卧位，两腿伸直，两手贴在身侧，同时抬头，双下肢伸直上抬。（图附录-32）

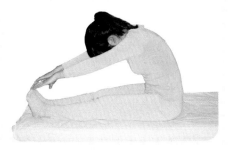

图附录 -31 仰卧起坐法

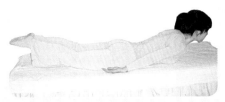

图附录 -32 背肌练习法

**6** 摇椅活动法

患者取仰卧位，两侧髋、膝屈曲，两臂环抱双腿，先练筋部伸屈活动。伸以髋伸直为度，屈以双侧大腿前侧完全贴胸壁为宜。最后抱住双腿，背部做摇椅式活动。（图附录-33）

**7** 蹬空练习法

该法又称"蹬空增力势"。仰卧位，先做踝关节屈伸活动，然后屈膝、屈髋用力向斜上方做蹬足动作。（图附录-34）

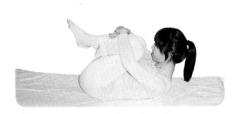

图附录 -33 摇椅活动法

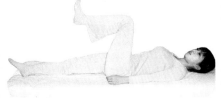

图附录 -34 蹬空练习法

**⑧ 直腿抬高法**

又称"坠举千斤势"。患者取仰卧位，两腿伸直，伤肢做直腿抬高动作，然后放下，重复活动，也可在踝部加1～2斤的重量练习。（图附录-35）

**⑨ 旋转摇膝法**

又称"白鹤摇膝势"。患者取站立位，两膝并拢半屈曲，双手扶在双膝上，膝部做环转动作。（图附录-36）

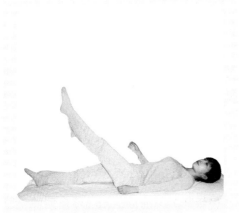 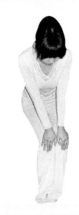

图附录-35 直腿抬高法　　　　　　图附录-36 旋转摇膝法

# 附录四　腰腿痛的预防

腰腿痛的患者经过治疗临床症状消除之后，要注意防范腰腿痛的复发。腰腿痛的预防措施大致可分为以下几种：

增强体质锻炼。根据个人具体情况，采取体育锻炼、气功、自我按摩、腰腿肌的功能锻炼等方法。坚持长期锻炼，使腰腿部肌肉、韧带、筋膜等组织的耐力加强，关节活动灵活，从而达到减少运动损伤的目的。

纠正不良姿势。腰腿部疾病多与长期的姿势不良有关。站立应处于直立位，行走时身体重心应随下肢前移。要挺胸收腹，避免驼背，以免增加腰椎的前弯程度。穿高跟鞋也能够造成腰椎过度的前弯，因此，腰腿痛患者最好不要穿高跟鞋。

选则适当高度的座椅。一般来说，要求座椅的高度比小腿的长度稍小一些为宜。也就是说，坐着时膝关节的高度要稍高于髋关节的高度。同时严格避免歪斜坐位。

卧位时采用仰卧位。仰卧位时腰椎部位受到的压力最小。腰腿痛的患者睡木板床为宜，过软的床不利于腰肌的休息。

另外，劳动时应尽量动作协调，搬重物时要有精神准备，不要突然用力。从事弯腰工作者，要间歇地做些伸腰活动，休息时多做些体操之类的锻炼，防止腰骶部的肌肉劳损。

从腰腿痛的病因来看，除了各种原因的急慢性扭挫伤外，多数患者的发病与寒冷、潮湿有关。因此，应尽力避免寒冷、潮湿等刺激因素，这对预防腰腿痛的发生极为重要。

# 附录五 足部按摩反射区图

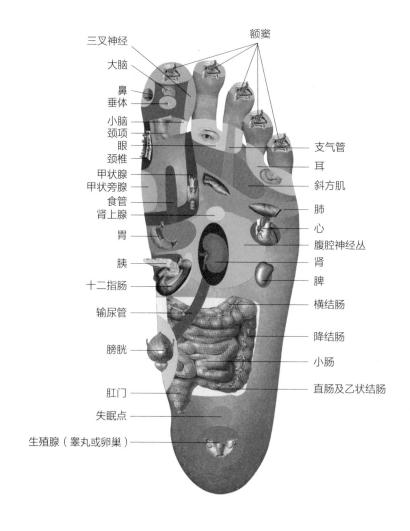

三叉神经

额窦

大脑

鼻

垂体

小脑

颈项

眼

颈椎

甲状腺

甲状旁腺

食管

肾上腺

胃

胰

十二指肠

输尿管

膀胱

肛门

失眠点

生殖腺（睾丸或卵巢）

支气管

耳

斜方肌

肺

心

腹腔神经丛

肾

脾

横结肠

降结肠

小肠

直肠及乙状结肠

图附录 -37 足部按摩穴位（右足）

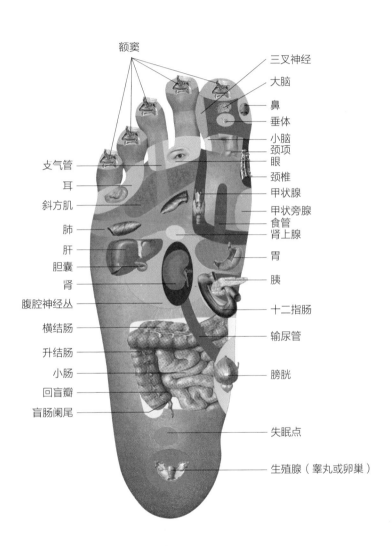

额窦

三叉神经

大脑

鼻

垂体

小脑

颈项

眼

颈椎

甲状腺

甲状旁腺

食管

肾上腺

胃

胰

十二指肠

输尿管

膀胱

失眠点

生殖腺（睾丸或卵巢）

支气管

耳

斜方肌

肺

肝

胆囊

肾

腹腔神经丛

横结肠

升结肠

小肠

回盲瓣

盲肠阑尾

图附录 -38 足部按摩穴位（左足）

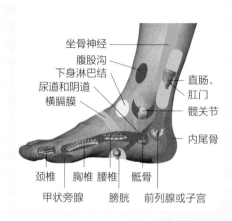

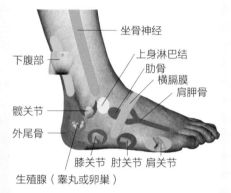

图附录-39 足部按摩穴位 1

图附录-40 足部按摩穴位 2

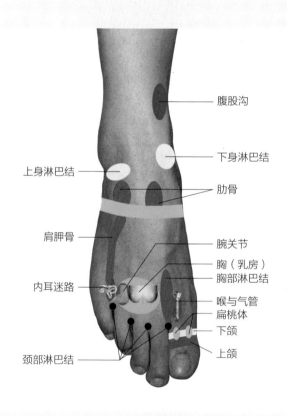

图附录-41 足部按摩穴位 3

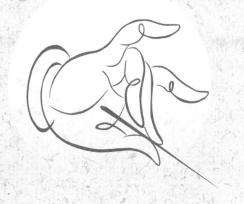

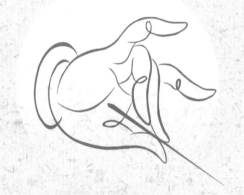